今日も元気で

里見英子

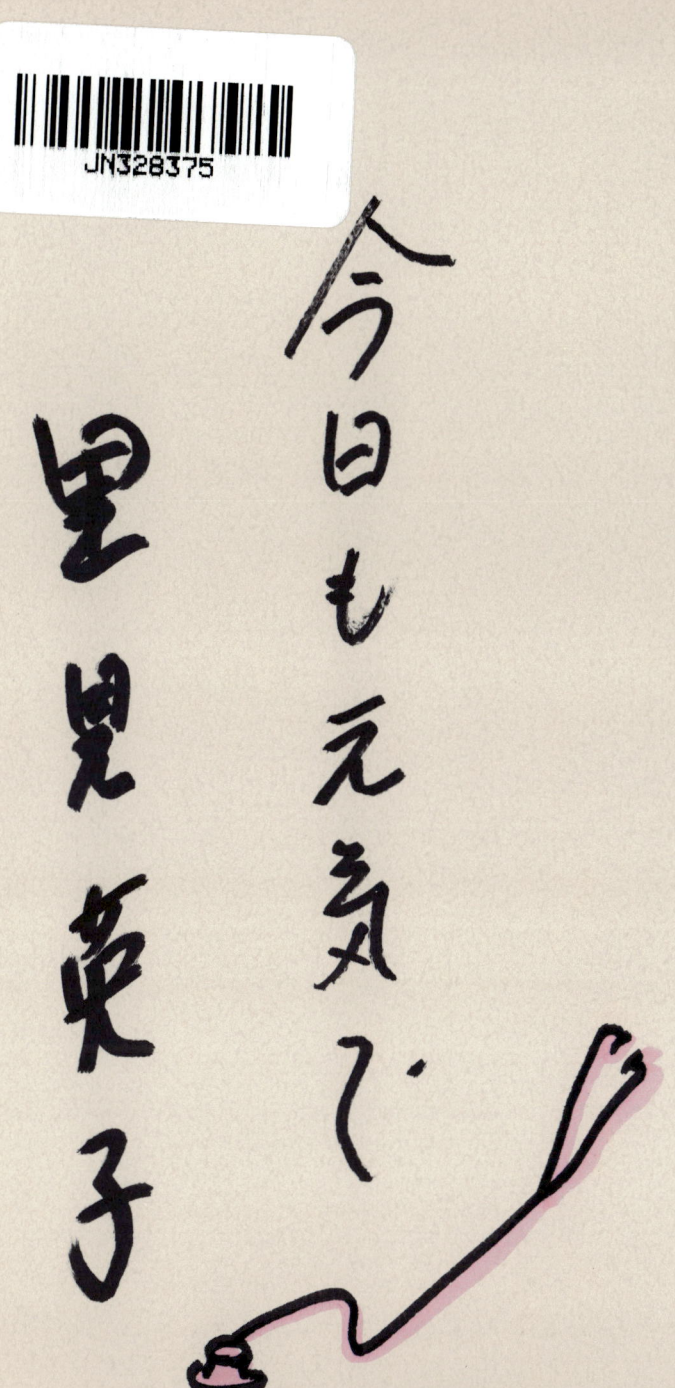

女医さんのシネマクリニック 60話

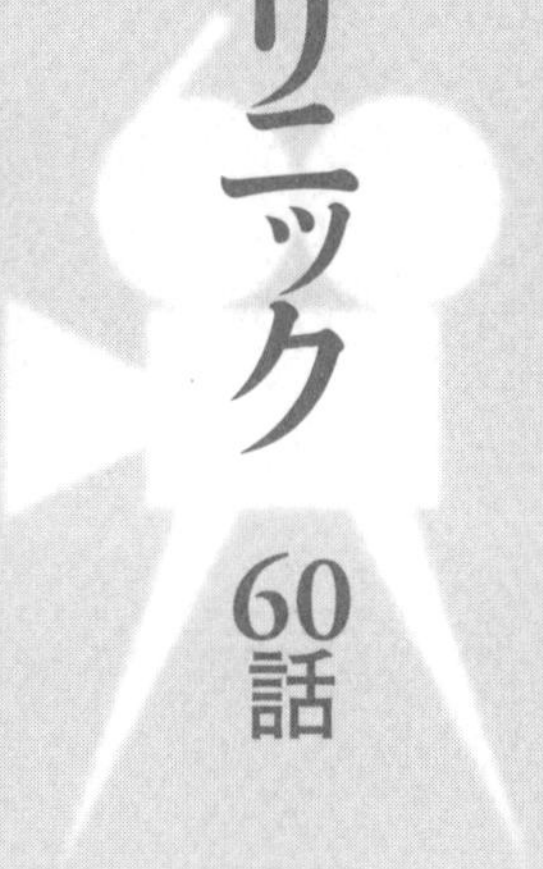

里見英子

東方出版

映画、華麗なる命

――女医の目で見る〝名画診断〟。その楽しい説得力

浜村　淳

映画をみて下さい。

心が豊かになります。視野が広がります。

人生体験が多様になります。

今までに行ったこともないヒマラヤの山脈、アマゾンの大密林、南極、北極へも、らくらくと飛翔できます。

それどころか海底でも地底でも、さらには宇宙にでも未来にでも過去にでも、たどりつくことができるのです。

映画をみている間、あなたの魂は、あなたの体を離脱して、とめどもなく空間を自由自在に浮遊しているのです。

浜村　淳

浜村　淳

映画が終わりました。あなたの体に魂が帰って来ました。夢をみたように陶酔して弾んでいます。

こういった効果が精神に、どれほど良い薬になることでしょう。誰も学術的に真剣に取りあげてはくれませんが、ぼくは、かねがね放送を通じて、そのことを主張し続けてきたのです。

ノイローゼに映画を！　老人性痴呆症に映画を！　うつ病に映画を！　更年期にも映画を！

偶然、里見英子先生が同じ思いのもとに「女医さんのシネマクリニック」というコラムを書き続けておられることを知って、ぼくは大よろこびしました。

女医の立場から病気の諸症状と映画の内容を重ね合わせて、これを理解するためには、この一本とおすすめになっている。説得力はあるし実用性はあるし、内容はおもしろいし、恐らく我が国最初の画期的な好読み物だろうと賞讃を送りたいのです。

先日『恋愛寫眞』という映画をみました。

若い女の子、広末涼子はカメラマンの卵の松田龍平に撮影技術を教わり、一人でニューヨークへ行ってしまいました。そして亡くなったという風の噂です。たまらなくなって龍平は、あわててN・Yへ飛びます。

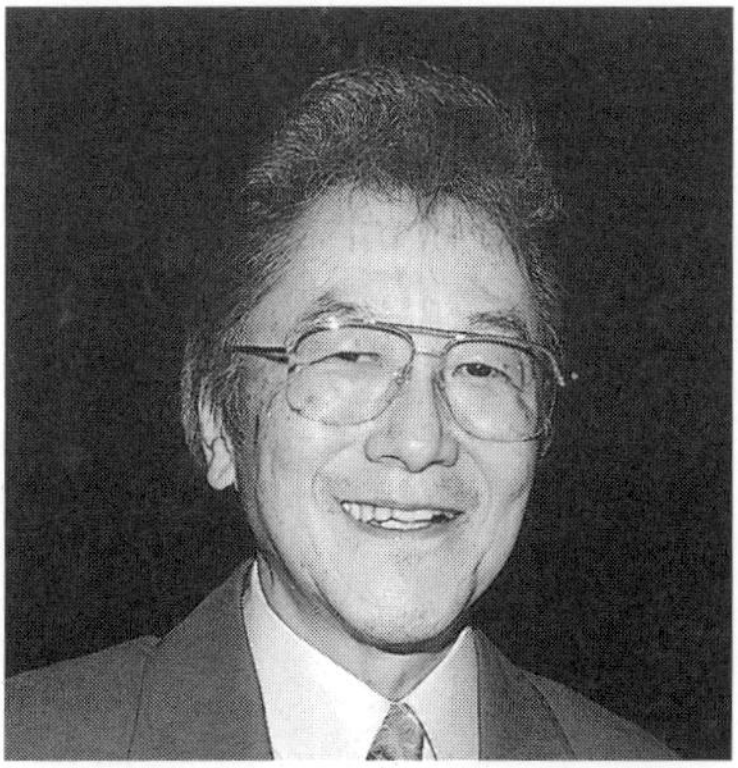

浜村　淳

ぼくは過去二回、N・Yへ行っているのですが、この映画で三回の旅を果たしました。パトリック大聖堂の石段で昼休みにハンバーガーをかじっているサラリーマンたち、蒼空に舞う鳩の群れ、しんしんと雪降りしきる下町イースト・ビレッジ。広末が住んでいたという倉庫街の古びたアパート。近くに風変わりな画廊があるという中華街。セントラルパークの緑の森。ブルックリン橋にマンハッタン橋の美しいシルエット。

やっぱり広末は銃弾に撃たれて亡くなっていました。あとに残っているのは彼女が写した数十枚の写真。龍平の涙にかすむ哀愁のニューヨーク。

ぼくの魂は感動して体に戻って来たのです。里見先生この映画は、どんな病気を癒やしてくれるのでしょうか。

八月、『パイレーツ・オブ・カリビアン』をみました。少年時代、夢にみた宝島の物語。

美女と海賊、大海原を荒波蹴立てて進んで行くドクロの帆船、石造りの城砦、火薬の爆発、金銀宝石の洞窟、呪いの金

浜村　淳

貨。

ぼくの魂は、いまでは絶対に行くことのできない十八世紀のカリブの海や島や港町へ駆けつけていました。

そして英国海軍となり、また海賊の元首領となり、裏切者や悪人たちと闘いました。その間は、まったく現実を忘れて、ぼくは少年に帰っていました。

見終わったあと魂は、なかなか体に戻って来ません。興奮が続いているのです。

ぼくは、しろうとなりに判断してみました。この映画は仕事や人生につまずいて落ち込んでいる人に勇気を与えるか、さもなくば、たとえ一刻でも憂うつを忘れさせてくれる効能があるのではないでしょうか。

最後にぼくは、すべての映画の中から特にチャップリンの諸作品をすすめたいと思います。『キッド』『サーカス』『モダンタイムス』『街の灯』『独裁者』『黄金狂時代』など。

笑わせて笑わせて最後に泣かせしまう、笑いと涙の天才芸人、世界の喜劇王。この人の映画は、おもしろいだけではなく心に訴えてくる主張があります。

「あしたは、もっと良い日が来る、という夢を持とう！」

「そのためには一生懸命、働こう!」

「そして見知らぬ他人をも愛して行こう!」

最後に、「みんな一緒に幸福になろう!」。

チャップリンの映画もまた里見先生に分析し、診断し、処方してもらいたいと願っています。

ぼくの魂は叫びます。

「夢と勇気を有難う! 健康に有難う! 映画にありがとう」

浜村 淳

映画は心の浄化
――大泣き、大笑いあっての人生だ

立原　啓裕

ぼくは「メディカルタレント」と自称しています。きっかけは一〇年ほど前の入院。その頃、レギュラー一六本。一年半休みなしで働いていましたが、とうとうぶっ倒れてしまいました。「過換気症候群」。突然冷や汗が出て、呼吸困難状態。手足がしびれ、ついには意識がなくなって、倒れてしまいました。

二カ月後に復帰するのですが、芸能紙面に載った「立原倒る」「立原復帰」の記事を見て「どうして病気を治したのか?」という、見知らぬ人から質問の手紙や電話が、番組や事務所あてに三〇〇〇通も来ました。

その時、お医者さんの言っていることを、分りやすく、しかもあまり暗くない形で世間に伝える人間が必要だなと実感したわけです。ぼくは日本医学ジャーナリスト協会にも入り、メディカルタレントとして、レギュラー番組八本のうち医療番組を三本持っています。

里見先生との出会いは、三年ほど前、「立原啓裕の体にいい時間」に出演してもらったのですが、話がわかりやすく、おしゃべりも上手。最初一回だけのゲストだったのが、後にはレギュラーになってもらいました。里見先生の印象は「品位の高い」こと。「気位の高さ」ではなく「品位の高さ」、つまり上品なんです。それがTVスタジオでの印象。でも、先生の職場「白山病院」に行ったら、ガラリ変わりました。テキパキした仕事ぶりは一緒なんですが、患者さんや看護師さんたちとの気さくな会話や冗談。庶民的で親身なんです。ちょっとした「女赤ひげ先生」という感じ。ぼくも時々診てもらっていますが、ぼくは病院の中の里見先生がすごく好きです。

今回のシネマクリニックの本。普通の医者では思いもつかないでしょう。心療内科の医者が、「ストレス発散のためにこの映画を」と勧めることはあっても、内科、外科、美容まで病気全般に渡って、この映画が合いますと言えるなんて驚

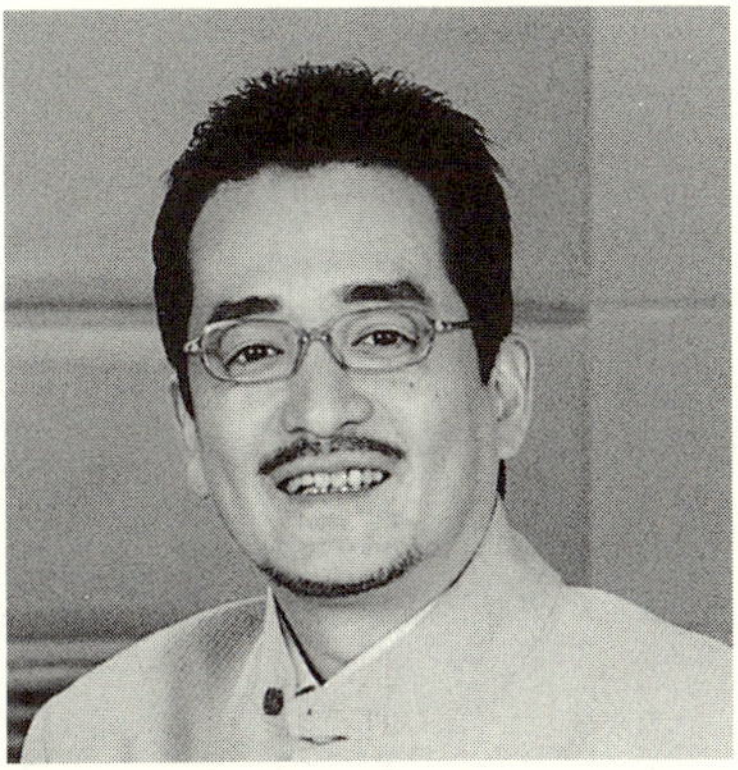

立原啓裕

きです。里見先生の好奇心の広さ、強さが、こういう新しい発想になったのでしょう。里見先生らしいと思います。

ぼくは映画を「心の浄化」だと思っています。一番好きなのはジーン・ケリーの『雨に歌えば』。三〇〇回以上見ています。これでもぼくは劇団四季出身ですから。煮詰まりそうで、思いっ切り泣きたい、笑いたい時に、映画やビデオを集中して見ると、元気が戻ってくるんですよ。映画は心の浄化薬です。映画の世界に入って、人生を前向きに、ポジティブにとらえて生きていきたいですね。

みなさんも、里見先生の本から、心の浄化とエネルギーをもらってください。

立原啓裕

女医さんのシネマクリニック60話

目次

映画、華麗なる命――女医の目で見る〝名画診断〟。その楽しい説得力　浜村　淳　1
映画は心の浄化――大泣き、大笑いあっての人生だ　立原啓裕　6
プロローグ　17

■第一章　ガンと内科系の病気に――この映画

ガン（悪性腫瘍）

01 肺ガンには『追いつめられて』…愛煙家が追いつめられた気分になる　29
02 乳ガンには『トゥームレイダー』…乳ガンは触ってチエック、早期発見を！　32
03 脳腫瘍には『007・ワールド・イズ・ノット・イナフ』…まずは脳ドックで検診を　35

内科の病気

04 一過性脳虚血発作には『マルホランド・ドライブ』…こわい脳卒中発作の、一歩手前 38
05 アルツハイマー病には『スナッチ』…頭は使わねば、衰える 41
06 自律神経失調症には『ホワット・ライズ・ビニース』…繊細な方はご注意を 44
07 めまいには『ドリヴン』…セナに奉げる映画。時速四〇〇キロの世界。あなたの動体視力は？ 47
08 耳鳴りには『ハート・オブ・ウーマン』…耳鳴りはストレス。女性の心が透視でき、大笑い発散 50
09 不整脈には『ワンダー・ボーイズ』…M・ダグラスの不整脈コメディ…。救ったのは教え子 53
10 狭心症には『バガー・ヴァンスの伝説』…心臓に栄養を。狭心症ゴルファーの愛の物語 56
11 気管支喘息には『ラッキー・ナンバー』…持病もちは薬を肌身離さずに持っておく 59
12 胃潰瘍には『アメリカン・ビューティー』…胃を守る攻防。勝つのは笑い、恋のコメディー 62
13 貧血には『クロコダイルの涙』…ハンサム医師は美しい女の血が欲しかった 65

■第二章　身のまわりの病気に——この映画
身近な病気
14 虚弱体質には『アンブレイカブル』…あまり頑丈すぎてもねぇ。虚弱なりに改善は可能 71

15熱中症には『ローズ家の戦争』…水分補給はいつも大事。長時間サウナにご用心　74
16乗り物酔いには『ウーマン・オン・トップ』…積極性が肝心。情熱クッキングシーンに注視を　77
17やけどには『ヴィドック』…熱源はどこにもある。やけどしたらまず冷やさなければ　80
18鼻血には『パール・ハーバー』…戦闘シーンが見ものだが、これはラブロマンス　83
19ＶＤＴ症候群には『ハムナプトラ２／黄金のピラミッド』…大展開の画面は注視の害を防ぐ　86
20口臭には『その愛は毒　ポワゾン』…口臭の原因は唾液不足。よだれの出そうな官能の唇を見て　89
21歯周病には『隣のヒットマン』…殺し屋殺しは歯科医師。歯周病は高年になるほど多くなる　92
22円形脱毛症には『ニキータ』…ハードボイルドな任務と愛。当面はかつら着用で　95
23しわには『スパイ・ゲーム』…生きざまが見えるしわ。プチ整形という手もあるけれど…　98
24にきびには『Ｍ：ｉ－２』…トム・クルーズの顔面ペロリは、流行のピーリングに通じる　101
25痔には『シティ・スリッカーズ』…痔病持ちの主人公が見つけたしあわせは？　104

■第三章　生活習慣病と感染症に――この映画

生活習慣病

26肥満には『セブン』…七つの大罪がテーマ。大食らい男の恐怖を見てあなたは？ 109
27ダイエットには『キャスト・アウェイ』…トム・ハンクスが二五キロ減量して撮った映画 112
28動脈硬化症には『ショコラ』…女性にはうれしいチョコのポリフェノール健康効果 115
29内臓脂肪には『ブロウ』…金満はうれしいが内臓まで太りたくない 118
30高脂血症には『初恋のきた道』…少女が悠久の大地を走る走る、なんて美しいんだろう 121
31痛風には『グラディエーター』…風が吹いても痛い痛風。でも戦闘の痛さに比べれば 124

感染する病気

32風邪には『白いドレスの女』…あの手この手の誘惑。氷のシーンにゾッとする 127
33結核には『ムーラン・ルージュ』…結核菌はしぶとい。過去の病気ではないのです 130
34食中毒には『WASABI』…ジャン・レノはどうしてあんなにワサビが食べられるの？ 133
35レジオネラ症には『千と千尋の神隠し』…温泉ブームだけど、レジオネラ菌には用心 136
36猫ひっかき病には『キャッツ&ドッグス』…可愛いペットを甘く見すぎてはいけません 139
37水虫には『リプリー』…清潔さが一番。汗っかきほど注意。水虫は永遠の強敵 142

■第四章　ストレス社会の病気に――この映画

心の病気

38不眠症には『ファイト・クラブ』…眠らずに夜中まで殴り合う。確かに睡眠にも体力はいるけれど　147
39アルコール依存症には『愛という名の疑惑』…酒に強い弱いは体質という中で　150
40アダルト・チルドレンには『キッド』…八歳に戻ったB・ウィルスは果たして？　153
41うつ病には『オーシャンズ11』…大物スター続々登場。痛快に悩みを飛ばそう　156
42心気症には『バンディッツ』…もやもや気分も無血銀行強盗活劇で気分爽快　159
43高所恐怖症には『バニラ・スカイ』…スリルの連続。高所の克服は徐々に慣れること　162
44空の巣症候群には『プルーフ・オブ・ライフ』…子育てだけが人生ではない　165
45記憶障害には『メメント』…最近どうも記憶が、という人はこの複雑な映画を見て　168
46拒食症には『A・I・』…人間とロボットの違いは、食べる楽しみ、かな？　171
47登校拒否には『シックス・センス』…子どもには大人の見えない世界がある　174
48ひきこもりには『ロード・オブ・ザ・リング』…超スペクタクルを見れば、こもってはいられない　177

■第五章　整形外科、眼科、男性の病気に――この映画

整形外科の病気

49骨粗しょう症には『レオン』…殺し屋も体が資本。牛乳飲みまくりでカルシウム補給　183

50手根管症候群には『ソードフィッシュ』…女性に多い病気。朝の手先のしびれが信号　186

51変形性頸椎症には『ロミオ・マスト・ダイ』…人間の弱点の首。どう克服するの？　189

52五十肩には『スコア』…運動不足が原因。映画を見終わったら、五十肩体操を　192

53ぎっくり腰には『ハリー・ポッターと賢者の石』…「魔女の一撃」の衝撃。普段の簡単予防法　195

54変形性膝関節症には『リトル・ダンサー』…栄光の陰にダンサーの家族愛と膝の痛み　198

55半月板損傷には『マトリックス』…敵に立ち向かう異次元CG。半月板を痛めないで　201

56外反母趾には『運命の女』…ハイヒールの似合うセクシーさのかげに外反母趾の危険あり　204

眼科の病気

57緑内障には『チャーリーズ・エンジェル』…天使が見えにくい人は病院へ。早期発見が肝心　207

58ドライアイには『オータム・イン・ニューヨーク』…乾いた眼には大量の美しい涙が一番　210

男性の病気

59 インポテンツには『氷の微笑』…バイアグラよりも強烈？　シャロンの官能効果　213
60 前立腺肥大には『ふたりの男とひとりの女』…五十男の宿命、さてその傾向と対策は？　216

おわりに　219

女医さんのシネマクリニック60話

プロローグ

◎わが家のリビングが私の映画館。主人公と私だけのぜいたく時間のなかで…

医者の私は、毎日、患者さんを診て、カルテを書いています。社会的な責任感も使命感もいる、やりがいのある仕事だと思っています。その一方で、カルテならぬ、名画診断、そして、こんな病気にはこの映画をという「シネマクリニック」の本を書こうと思いました。

なぜなのか。

一番の理由は、映画が好きだから。

二番目に、映画の持つ力がすごいから。それを患者さんの治療や、病気の予防に活かさない手はないから。

三番目に、映画で、楽しいコミュニケーションが図れるから。

そして四番目。何より、映画で人生がより豊かになるからです。

今の私は、大変忙しい毎日です。医学の進歩は日進月歩。勉強しなければ、現代医学についていけません。慢性疾患の患者さんの数も増えているし、日々緊張を強いられています。かつて熱中した好きなゴルフをしている時間がないのが現実です。

大好きな映画ですが、なかなか映画館で見る時間がありません。話題作は我慢できずに映画館に出かけますが、ほとんどが、ビデオショップで借りてきたＤＶＤかビデオを家で見ます。

映画は映画館で見るもの……という先入観を持っている映画ファンは多いと思います。でも、家で見るＤＶＤやビデオには、また別の見方、楽しみ方があることを発見しました。

女性にとって映画館でひとり映画を見る時は、余計な神経を使わなければなりません。隣の席に座る人にです。普通の人ならまぁいいのですが、無神経な人が隣にきたら、映画だけに集中できません。ご多聞にもれず痴漢もいます。イチャイチャしてるカップル、ガシャガシャと菓子袋の音をたてる若者（どうして館内ではあのにおいのきついポップコーンを売っているのでしょう）、大声で話しているおばさんたち。あれだけお断りの注意があるのにマナーモードにしないで鳴ってしまう携帯電話の音……。ほんとに映画が好きなのかしら？　と思うマナー違反の人たちがいれば、映画の楽しさが激減してしまいます。

それが、家で見るビデオやＤＶＤだと、余計な神経を使わず、自分の世界に入りこめます。もちろん入場料は無料です。映画館に行くまでの時間的なロスも防げます。

家だと、日常の延長。映画を見る精神的な高まりがない、と思われる人もいるでしょう。しかし、それは工夫次第。いまやテレビも電話もパソコンも、一人一台の時代。わが家では夫は自分の部屋で好きな番組を見ているし、息子も自分の部屋で自分のオーディオです。だからリビングのテレビは私が一人占め。集中できるよう明かりを少し暗くして、電話も留守電にして、快適なマイ・ポジションを確保して、二時間の異次元の世界に浸っています。

ビデオの利点は再生機能。見過ごしたら巻き戻せばいいのですが、私は絶対巻き戻ししません。その時間は一回きり。それが名画に対する観客のマナーだと思っています。大画面の迫力こそありませんが、最近のＤＶＤの画像の鮮明さは、映画館の片すみの悪い席で見るよりも、ずっと上等です。

というわけで、私の名画鑑賞は、自宅のリビングでというのがもっぱらです。家族が個々のテレビを楽しむ――。家族のコミュニケーションはどうするの？　と言われそうですが、それは食事のとき。わが家は、昔から食事中はテレビをつけない習慣です。

食事は食事。画面を見ながらごはんを食べることは避けてきました。それも、私が映画から学んだこと。私の好きな映画の中では、登場人物がテレビを見ながら食事をするという行動はほとんど見られません。私が息子を育てることで一番留意したことは、テレビをだらだら見ないことです。テレビ番組は面白いように作られていますので、見出すと止められないように出来ているのです。ですから、食事中にテレビがついていると、ついそちらのほうに神経が向いて、家族の会話が途切れがちになります。ところが、テレビの音がないと、誰かが喋り出すものです。うちでは、食事時が家庭の会話時なのです。

会話が多様になるには、家族それぞれが、面白かった出来事や自分の興味を持っていることを話す必要があります。勤務を終えれば、病院でのできごとは話したくないし、私の提供する話題の一つは、リビングで一人占めした映画の話です。

映画は、私にとって、癒しというよりも、活力源です。私の「シネマクリニック」は、より人生を楽しむために、映画が教えてくれる生活へのヒントを集めたもの。この本は、健康の知恵オムニバス映画だと思ってくださるとうれしいです。

◎映画はストレス発散の癒し効果よりも、明日に向かう大きな刺激、私の好奇心ビタミン！

私が神戸薬科大学一年に通っていた頃、大学生をやりながら、タレント業として、ラジオ大阪の「ヒットでヒット　バチョンといこう」という深夜番組（浜村淳さんも他曜日で出演）、で二年間、故桂春蝶さんのアシスタントを務めました。

番組の中に、聴取者の方が見た映画紹介のコーナーがあって、当然番組中もスタッフの会話の中にも、映画の話が山ほど出てきます。「『カサブランカ』のあのシーンはね」とか「ボギーのカッコ良さはね」とか……。学生だった私は、名画の類いさえ見ていなくて、会話の中で、ただ見たようなふりをして、相槌を打つだけでしたが、映画を見ていないという思いは、コンプレックスとして、奥深くで残っていました。

その後、私は期するところがあって、医者になろうと決心。神戸薬科大学を辞め、一年間勉強し直しました。そして兵庫医大に合格、医者の道を歩き始めたのですが、一人前の医者になるべく必死で仕事をしてきた一方で、心の渇望として、いつか映画にどっぷりとつかりたいという気持ちが強くありました。

医者になった後、結婚。仕事と家庭の両立の中で、私は働き続けました。ただ、忙しければ忙しいほど、心が映画を欲していました。でも、多忙な毎日で、映画を見る時間的、精神的余裕が、まだなかったのです。

◎出産のための休息期間に名画のハシゴ。リチャード・ギアから楽しみは始まった

チャンスは意外な形でやってきました。私が妊娠した時期です。私は医者の仕事を離れ、出産準備にかかりました。働きづめの毎日に、突然、ぽっかりと空白の時間があきました。

初めて訪れた何もしないでいい毎日。この時私は、家にいてできる株式投資と名画鑑賞を始めました。株はまったくの素人。独学で一から始めたのですが、当時はバブル期。想像以上に面白い現実的な世界。毎日、一日中研究したかいがあって、結果も上々でした（やがて後からしっぺ返しがきましたが）。

一方、待望していた映画の世界。この時期の私は、ありとあらゆる映画を見ました。日に何本もビデオで。『ベンハー』『アラビアのローレンス』『ドクトルジバコ』『クレオパトラ』『十戒』

等々……。

雑誌のベストテンに選ばれた作品は、手当たり次第ビデオで見たのです。ただ、この時は映画の楽しさよりも、知識としての名画鑑賞でした。十八歳の頃のコンプレックスが尾を引いていたのでしょう。当然の身につけるべき知識は〝お勉強〟としての映画でした。それはそれで充分楽しかったのですが……。

私に楽しむ映画を教えてくれたのは、リチャード・ギアでした。日曜洋画劇場でたまたま見た『コットンクラブ』のリチャード・ギアのカッコ良さ。

だれ、この人?! 私は一瞬でギア様に一目惚れ。だって、今まで名画ばかりのお勉強で、俗っぽい映画は見たことがなかったのですから。個性的な美形、私はあの手の顔が好きなんです。セクシーでいて品がある。スーツ姿がきまっています。世界一スーツの似合う男がリチャード・ギアだと私は思いました。

『アメリカン・ジゴロ』『ブレスレス』『愛と青春の旅立ち』『愛という名の疑惑』『真実の行方』『天国の日々』……私はリチャード・ギアを追っかけました。初めて、映画を見る歓びを教えてくれた人です。

◎映画は癒しではなくて大いなる刺激、現実感覚で映画を見ている私

私の好きな映画基準は決まっています。①美男美女が出る、②ハッピーエンドで終る、③リッチな気分になる、④子供、動物ものは減点――この四つです。子供、動物ものは、それだけで見る側の心に入ってくる有利ポイントですから、私はあざとく感じてしまうのです。。見ていてしみったれた内容のものも苦手です。せっかくの貴重な時間がもったいない。

現実主義の私は、映画から何かをゲットしたいと、いつも思っています。美男美女ものは、世界のファッションの最先端。ヘアスタイル、服装、アクセサリー、ホテル、リゾート、食事……、画面から学ぶことがあふれています。スカート丈の長さや胸元の空き具合、ハイヒールの高さ。

私は、カトリーヌ・ドゥヌーブとマリリン・モンロー、ニコール・キッドマンが好きです。女としての美しさに、かわいさに、おしゃれのセンスに、うっとりとしてしまいます。世界の美女たちの美しさを見ることは、センスアップと同時に何よりものダイエット。ブヨブヨ太りたくないし、常に自分なりにカッコ良くありたい。『チャーリーズエンゼル』を見ながら、腕立て伏せしている私がいるのです。

私の映画鑑賞は、癒しのためではありません。『日刊ゲンダイ』に一年半のシネマと病気を関連づけた「シネマクリニック」の連載を続けてきましたが、この欄は癒しというよりも、刺激、活力のメッセージのつもりです。

医者という職業は、人の悩みや負の部分を背負うたいへんな仕事と一般に思われています。が、私はちょっと違うなと思っています。

確かに重たい部分はありますが、この仕事を職業として選ぶ人間は、根本的にタフな人間。タフでなければ医者はやれないと思っています。優しさは必要ですが、そのためには自分が健康で、自信と実力がないと、人に優しくなれない。そう思っています。

だから、私にとって映画は、ストレス発散でも仕事疲れの癒しでも何でもなく、自分の人生をより豊かにする刺激。活力源です。映画が提供してくれる、さまざまな夢と現実の混在した世界。私にとって、それこそがスリリングで胸踊る刺激。好奇心のもと。明日も輝くための健康法なのです。

第一章

ガンと内科系の病気に——この映画

ガンでも助かる確率は大幅に増したけれど、
告知の時の心身のバランスを建て直すには根性がいります。
内科系の病気も、軽く見ていると大病、持病につながります。
治すには根気が必要。まずはこの映画で自覚と認識を。

01
肺ガンには『追いつめられて』

ガンの中でも最もつらい肺ガン。愛煙家ケビン・コスナーが「追いつめられて」、ついには煙草をやめたくなる

肺ガンはどんどん増えています。どの部位のガンであれ、ガンで死ぬのは大変つらいものですが、現場でガン患者さんと接している医者としては、最もかかりたくないガンが肺ガンです。なぜなら、患者さんが一番苦しむのが肺ガンだからです。

たばこを吸うと、肺ガンにかかる率が、とても大きくなります。喫煙者は禁煙をすすめられると、「吸わない奴でも肺ガンになっている」と強がりますが、非喫煙者に起こる肺ガンは見つけやすい部位にできることが多いけれど、それに対し、喫煙者にできる肺ガンは見つけにくく、それだけ手遅れになることが多いのです。

死因No.1が肺ガンだと分っていても吸う根性は見上げたものですが、たばこの似合う渋めの男

『追いつめられて』

肺ガン

ガン（悪性腫瘍）

性がどれだけいるでしょうか？　ましてこれから赤ちゃんを産む若い女の子たちが、煙草を吸っている姿は全然カッコ良くない。日本の未来のためにも、ぜひやめていただきたいのです。

そこで、たばこをやめたい人におすすめなのが、この傑作サスペンス＆スリラー『追いつめられて』（八七年・米）。

アメリカ国防長官（ジーン・ハックマン）の愛人スーザン（ショーン・ヤング）が殺され、恋人だったトム（ケビン・コスナー）が、その犯人として追いつめられていくストーリーです。

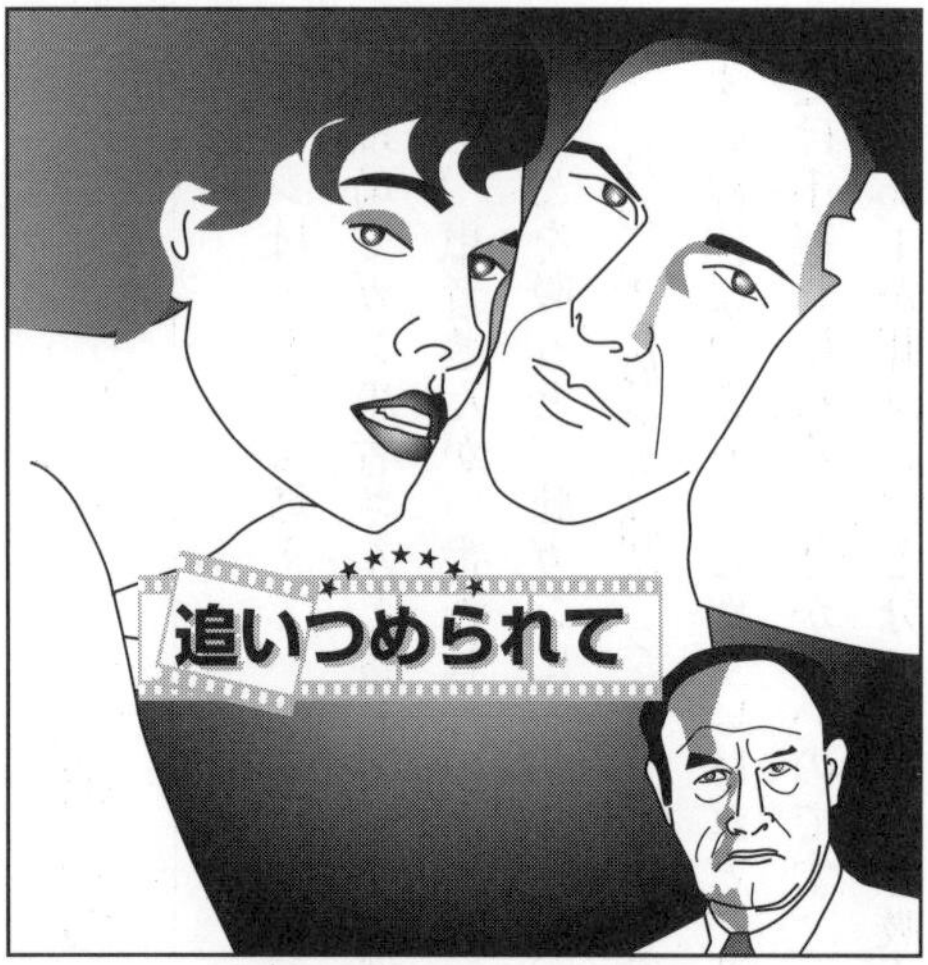

原題は『NO WAY OUT（出口なし）』。FBI、CIA、ソ連のスパイ合戦、ペンタゴンの内部事情、ヒロインのナイスバディ、ケビン・コスナーの若かりし美貌と、見どころは盛りだくさん。後半の緊迫感、ラストのドンデン返しなど、脚本の素晴らしさにうなります。

オープニングの取り調べ室風の小部屋で、ケビンが吐き出すたばこの煙は、見ているだけで咳込みそうになります。でも彼は、主流煙より二倍から三〇倍もの発ガン物質を含む副流煙など気にしている余裕はないのです。

最終場面はオープニングと同じ小部屋ですが、濡れ衣を着せられ、逃げまわり、命からがら生還してきたケビンにもはやたばこを吸う気力もありません。

そして、見終わって、ふーっと息をついたあなたは、見終わった映画の満足感、充実感で、もはや、たばこにストレス解消を求める必要はありません。

肺ガンが一歩だけ、遠のきました。

『追いつめられて』

肺ガン

■肺ガン

喫煙者に多い中心型肺がん

喫煙者の肺ガン死亡率は非喫煙者の九倍、喫煙本数が四〇本以上になると一五倍に跳ね上がります。タバコの煙の中に発ガン物質が含まれています。タールに含まれる、ベンツピレン、ニトロン化合物といった有名な発ガン物質が細胞の中の遺伝子を作っているDNAを傷つけ、発ガンさせるのです。

肺ガンは出来る場所によって、X線写真で見つけやすいものと見つけにくいものがあります。肺の奥の方に出来る末梢型は見つけやすく、入り口に近い太い気管支に出来る中心型は、心臓の影と重なって見つけにくい。喫煙者に多いのは中心型肺ガン。見つけにくいし、見つけたときには手遅れが多いのです。

タバコをやめると、年数がたつに従って薄紙をはぐように病気の危険性は減ります。

02 乳ガンには『トゥームレイダー』

最強のヒロイン、アンジェリーナ・ジョリーの爆乳
乳ガンの予防は、触ってチェック

乳ガンは自分で発見できるガンです。しかも早期発見で完治するので、自己検診が特に大切です。普段から乳房に興味を持って、月に一度は入念に触診することをおすすめします。しこりに気づいたら、産婦人科ではなく、外科を受診してください。外科では、乳腺の触診をして、疑わしければ、X線検査や超音波検査などの画像診断で詳しく調べます。とにかく早期発見さえすれば、ガンとはいえ、治療で治る確率が高い病気です。発見が遅れた場合が、危険なのです。

乳ガンの早期発見に一役買うのが、世界中でヒットした同名TVゲームを映画化したアドベンチャー大作『トゥームレイダー』（〇一年・米）です。

『トゥームレイダー』

乳ガン

ゲーム史上最強のヒロイン、ララ役を演じるのは官能的な唇と爆乳で多くの男性ファンを魅了しているアンジェリーナ・ジョリー。

ある日、失踪した大富豪の父親、クロフト卿（A・ジョリーの実父の名優ジョン・ヴォイド）の

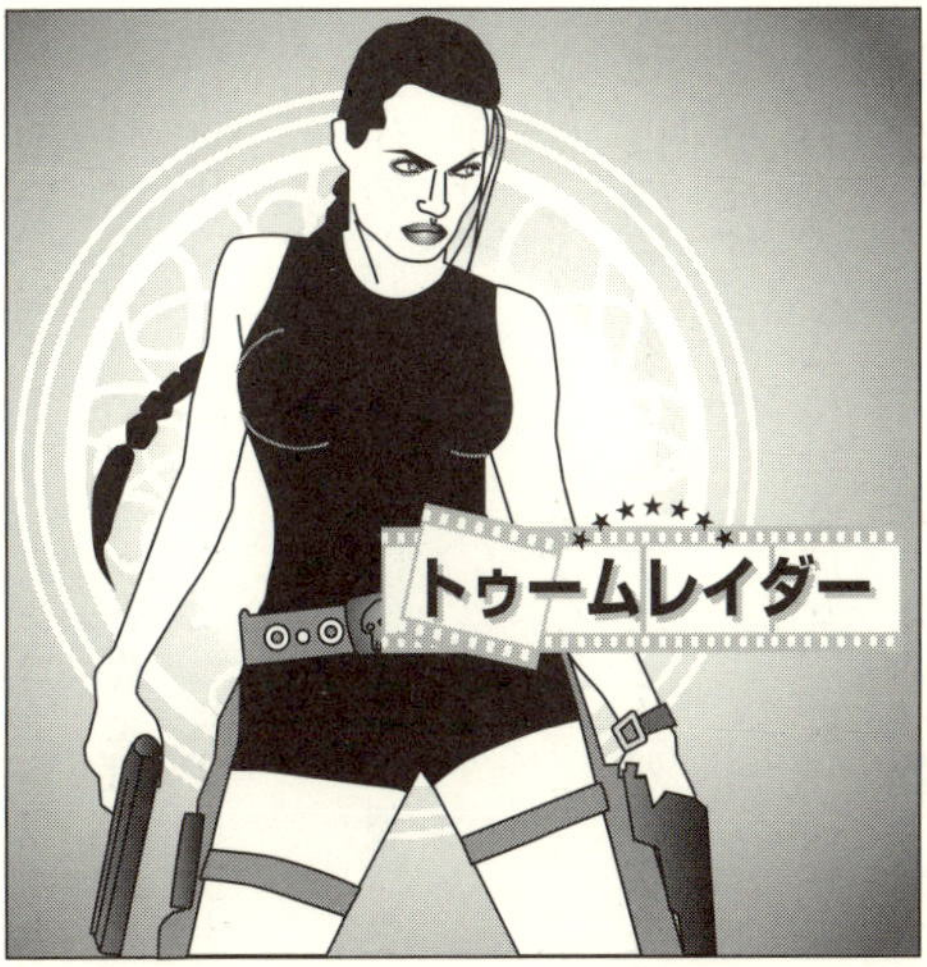

隠し部屋から不思議な時計を見つけました。中には謎の星座表が隠されていました。それは、秘密結社イルミナーティ（光の人々）が世界征服を企み、時空の扉を開けようと探し求める秘宝の手がかりとなるものでした。

秘宝とは、五〇〇〇年に一度のグランドクロス（太陽系の全惑星が一直線に並ぶ時）に時空の扉を開ける鍵らしい。彼らの邪悪な野望を打ち砕こうと、ララの活躍が始まります。

見どころはなんといってもA・ジョリーのスタントなしのアクションです。巨大ロボットとのすさま

じい戦い。ロンドン、アンコールワット、ベニス、シベリアを駆けめぐるかと思えば、大型バイクを乗り回して、二挺拳銃をぶっ飛ばします。その鍛え抜かれた肉体美も完ぺき。

本作の大ヒットを受け、続編が製作されたのもうなずけます。

特に、ララの重要な魅力のファクターである「爆乳」は残像現象を起こすほど強烈に脳裏に焼き付けられます。

思わず、そばにいる彼女、妻、女性なら自分のおっぱいを触ってみたくなる映画です。触ることが大事。それが乳ガンの早期発見にきっと役立つでしょう。

■乳ガン

早期発見につなげよう
乳ガン簡単自己診断法

①鏡の前に立って、乳房の形を見ます。皮膚や乳頭にえくぼや引きつれがないかチェックします。

②手を頭の後ろに組んだり、軽くお辞儀をしたりして、姿勢を変えて、引きつれがないかチェックします。

③片方の手を上げて、もう一方の手で、「の」の字を書くようにしこりがないか、触診します。乳頭をつまんでみるのも忘れずに。

④横になって、片方の手を上げて、触ります。検診は月経終了後の二〜三日あとがいいでしょう。

閉経後の方は毎月一日というように日を決めて行ってください。

03

脳腫瘍には『007・ワールド・イズ・ノット・イナフ』

さすがの007ボンドも手を焼いた
脳の病気を持つ男女ふたりの強敵の異常行動

脳腫瘍は、できる場所によって、病状はさまざまです。運動中枢のそばなら片側の手足の麻痺、視神経のそばなら視力の低下や視野狭窄、聴神経のそばなら耳鳴りや聴力の低下、臭神経のそばなら臭覚や味覚の消失など。人格の変化が現れる脳腫瘍もあります。

いずれにしろ、どの部位の腫瘍も、治療の原則は、腫瘍を外科的に取り除くこと。早期発見、早期診断が非常に大切です。

でも、よほどのことがない限り、なかなか脳の検診を受けようという気にはなりません。診断を受けようかと思うきっかけになるのが、この007シリーズ第一九作目『007・ワールド・イズ・ノット・イナフ』（九九年・米＝英）です。だって、ボンドの強敵の頭の中には、弾丸が残っ

『007・ワールド・イズ・ノット・イナフ』

脳腫瘍

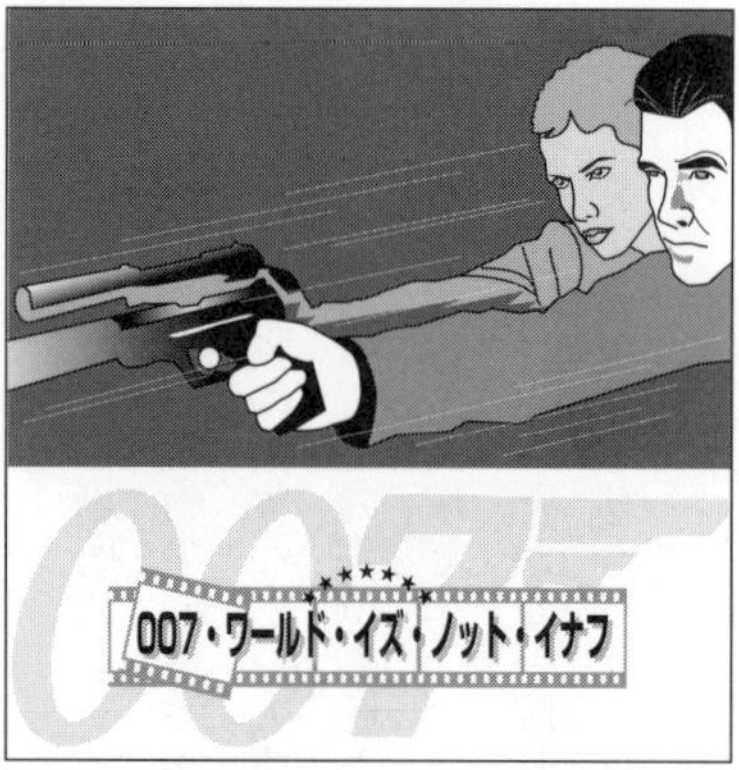

ていて、彼の頭脳のメカニズムをキリキリと絶えず悩ませているからです。そして悪のヒロインの頭の中も、かつて誘拐された頃の悪夢が腫瘍のように残っているのです。

物語は、英国の石油王キング卿が、あろうことか、Ｍｉ－６（英国秘密情報部）本部で爆殺されてしまいます。娘エレクトラ（ソフィー・マルソー）が、卿の跡継ぎ。彼女も命を狙われ、その護衛する任務についたのがジェームス・ボンド（ピアース・ブロスナン）です。

彼女が建設を進めるパイプライン計画が、元ＫＧＢのテロリストのリーダー（ロバート・カーライル）に狙われていることを知ります。テロリストはロシアの基地から核弾頭を奪い、パイプライン壊滅を企てます。そして、その背後に絡んでくるのが、何とソフィ・マルソーだったのです。

五代目ボンド役のピアース・ブロスナンは、このシリーズ三作目ですが、相変わらずカッコいい。敵のテロリストの頭の中には、同僚の００９が撃ち込んだ弾丸が残っています。外科的に摘出できなかったもので、これが脳腫瘍のように作用して、痛覚・臭覚・触覚を奪い、冷徹非道な行動に導くのです。

そして彼のかつての恋人だったのが、ソフィー・マルソー。彼女も悪の異常行動をとります。その背景には脳腫瘍を疑わせます。

エンドタイトルを見ながら、「殺せる時に殺しておけよな。どっちも」と思わずつぶやいた自分に気がついた私。人を狂わせてしまう脳腫瘍はコワイ。

あくる日、CTスキャンで自分の脳腫瘍をチェック致しました。

『007・ワールド・イズ・ノット・イナフ』

■脳腫瘍

頭の重たい頭痛が、ゆっくりとだんだんヘビーに進行していく

代表的な自覚症状が頭痛というのはよく知られていて、ひどい頭痛が続くと「脳腫瘍」ではないかと、不安になる方も多いようです。

脳腫瘍による頭痛の特徴は、激しい頭痛が突然に起こるということはなく、頭が重い感じから始まり、ゆっくり進行して段々激しくなっていくことです。

脳腫瘍は自然に消えて治ることはないので、一度痛みが始まったら腫瘍を手術で摘出してしまうまで痛みは消えません。時々痛くなり、しばらくすればよくなるような頭痛は、機能性頭痛と呼ばれ、内服薬でコントロールが可能です。

04

一過性脳虚血発作には『マルホランド・ドライブ』

頭がこわれそうな謎の女 デビット・リンチワールドにはまった後は、脳のチェックを

二〇〇一年、カンヌ映画祭監督賞をはじめ数々の映画賞に輝いた話題作が『マルホランド・ドライブ』（〇一年・米）です。監督は、『ツイン・ピークス』（九二年）の鬼才ディビット・リンチ。全世界に温かい涙を誘い、中毒者を続出したほどの大反響でしたが、この映画は正反対の、頭がこわれそうな内容。あまりに過激な内容に、一度は配給も危ぶまれたという、美しくも妖しいワンダーランドミステリーです。

きらびやかなハリウッドの町並みを見下す高台を走る危険な道路「マルホランド・ドライブ」で、ある夜、交通事故が発生し、ただ一人生き残った黒髪の女（ローラ・ハリング）は記憶を失っていました。女は他人の家に身を潜めていましたが、偶然その家を訪ねてきた女優の卵ベティ（ナ

オミ・ワッツ）に見つかります。「マルホランド・ドライブ」という言葉しか思い出せない、泣きじゃくる女。同情したベティは彼女の記憶を取り戻す手がかりを求めて、女のバッグを開けると、そこにはびっくりするような大金と青い鍵が入っていました。

果たして記憶喪失の女の正体は……。記憶の切れ端を頼りに、ベティは謎の女の過去に踏み入っていくのですが。細部にわたる伏線の綿密さ、謎に満ちた登場人物、緊張を喚起する展開、全体に広がるどろりとした雰囲気、そして、研ぎ澄まされたナイフのような、驚愕の結末。

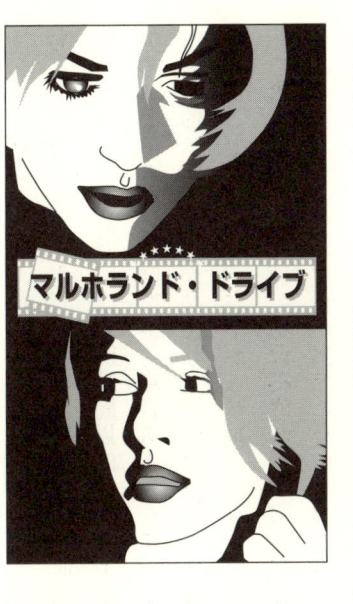

不条理なシーンで油断させておいて、一気に恐怖に陥れるという、デビット・リンチ・マジックにどっぷり浸りながらも、その難解さが深い傷のように残る映画です。鑑賞後、ぼう然自失のあなたは、一時的に、脳血管が詰まって意識がぼやける「一過性脳虚血発作」を疑似体験できるかもしれません。

脳卒中は、倒れたり、意識不明になるような

『マルホランド・ドライブ』

一過性脳虚血発作

大発作が起こる前に、何らかの「前触れ症状」があることが多いのです。これを「一過性脳虚血発作」と言い、持続時間は二四時間以内で、数十秒間のこともあれば数時間続く場合もあります。

一時的に脳の血管が詰まり、脳の血液循環不全になることが原因で、左手から左足というように顔を含む体の片側だけの麻痺や痺れ感、言葉のもつれ、言おうとする言葉が出てこない、人の言う言葉が理解できないというような症状が出ます。

ただし、それは一過性に治ってしまうのでひと安心して、警告を見過ごすことがほとんどです。これから脳卒中になるという重大警告だと認識することが大切です。専門病院で検査してもらいましょう。

■一過性脳虚血発作

見分けつきにくい
脳梗塞の初期症状か一過性脳虚血か
いずれにしろ検診を

脳梗塞と同じような症状が突然現れ、数分から数十分で消えるのが、TIAの特徴です。症状が起こったときは、それが本格的な脳梗塞の初期症状なのか、TIAなのかは見分けがつきません。症状がすぐに消えてしまうために「気のせいだろう」と軽く考えていると、その後に本格的な脳梗塞がおこることが多いのです。症状が現れたらすぐに医療機関を訪れることが大切です。

（TIAの症状）
○突然、片方の目が見えなくなる。○視野の半分が欠ける。○体の左右どちらか、動かせないか、しびれる。○ろれつが回らない。
○突然めまいがしたが、すぐに消えた。

05
アルツハイマー病には『スナッチ』

個性は一三人と犬一匹。大粒宝石をめぐって悪知恵比べ「あなたアタマ使ってる?」

往年の大スター、チャールトン・ヘストンがアルツハイマー病に侵されつつあることを告白し話題となりました。実は、脳の中には約一四〇億個の脳神経細胞があります。でも、二十歳を過ぎると、一日当たり、二万から一〇万個の脳神経細胞が死んでいき、二度と再生することはないと言われています。アルツハイマー病は細胞の壊れるスピードが早く、壊れる細胞の数もケタ違いに多いので、痴呆の症状が急速に現れます。

病因は遺伝子と考えられますが、発症は性格や生活習慣、社会環境など、さまざまな外的要因が関係しています。最近、記憶力や理解力の低下を自覚し、痴呆が気になる方は、『スナッチ』(〇〇年・米)で〝自己診断〟してみてはどうでしょうか。

『スナッチ』
アルツハイマー病

「スナッチ」とは横取りの意味です。ベルギーで宝石強盗が発生。犯人は強奪した八四カラットの大粒ダイヤモンドをニューヨークのボスに届けに行く途中、ロンドンで小品をさばこうとしていました。それを知ったロシア人ギャングがダイヤの横取りを企てます。他にもいます。ロンドンで非合法のボクシングの賭け試合を仕掛ける暗黒街のボスも、ダイヤ横取りに参戦です。思惑の違う悪党たちが激突し、形勢は逆転に次ぐ逆転。さて、最後に笑うものは一体だれでしょうか。

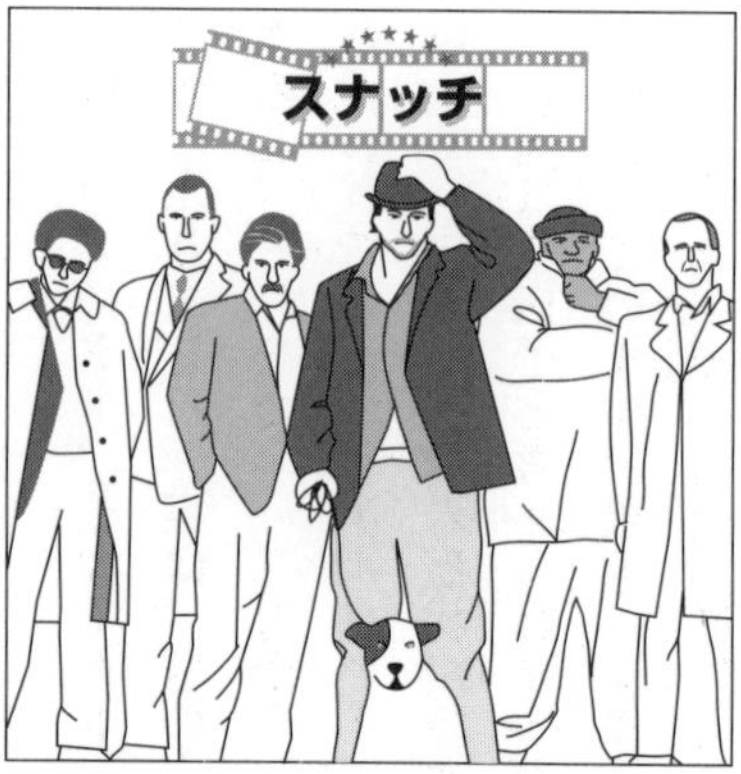

監督は『ロック、ストック&トゥー・スモーキング・バレルズ』で大ヒットを記録した英国の俊英ガイ・リッチー。マドンナとの結婚で時のヒトとなった青年監督です。

主な登場人物は一三人と犬一匹で、主人公のブラッド・ピットがかすむほどの強烈な個性を持った面々が入り乱れて、息もつかさぬ超スピードで物語は展開していきます。その合間に、思わず笑い転げる場面もあり、一瞬も目を離せません。この映画のキャッチ・コピーは「アタマ使ってる?」です。途中から話についていけなくなった人は、普段の頭の使い方に問題がないか反省してみましょう。

人間にとって、老化は宿命ですが、「呆けたくない」とは誰もが思っています。情況が分らない本人はまだ幸せかもしれないけれど、それに付き合う家族や周囲のたいへんさを知っているからです。

脳細胞は誰もが日を追って減少していくのですが、怖いのは、その減少スピードが加速しているかもしれないことです。脳細胞刺激のために、もう一度この映画を見直して見るのもいいでしょう。どうしてもついていけない、という方には「吹き替え版」という奥の手もあります。

『スナッチ』
アルツハイマー病

■アルツハイマー病
きょうの日付がすぐ分かりますか?
人の顔と名前が一致しますか?

「ボケる」「ボケた」などとよく言われますが、「ボケ」とは医学的には「一度習得された知的能力が顕著に低下すること」と定義されます。しかし、いろいろな知的能力のどれがどのくらい低下した時に「ボケた」というかの判断は難しいところです。

診断基準は三つあります。
①見当識(例えば、今日は何月何日で、自分は今どこにいるかが分かる)
②記銘(覚える)・記憶(覚えたことを長くとどめておく)
③計算力

この三本柱に加えて、○異常行動 ○感情失禁 ○妄想・幻覚 ○徘徊があるかどうかも判断材料になります。

06

自律神経失調症には『ホワット・ライズ・ビニース』

ハリソン・フォードの悪役が見もの
妻のミッシェル・ファイファーをノイローゼに追い込もうとするが

サスペンススリラー『ホワット・ライズ・ビニース』（その下にある嘘は何かの意　〇〇年・米）は、ハリソン・フォードとミッシェル・ファイファーの二大スターが初共演、そして、メガホンをとっているのが『バック・トゥ・ザ・フューチャー』や『フォレスト・ガンプ／一期一会』のロバート・ゼメキス監督という話題がいっぱいの作品です。

遺伝学者のノーマン（H・フォード）と妻のクレア（M・ファイファー）が住む湖のほとりのしょうしゃな家では、愛娘が巣立ち、二人きりの生活が始まってから奇妙なことが起こります。

風もないのにひとりでに開くドア。突然コンピューターに電源が入ったり、ラジオから大音量でロックが流れ出したり、ささやくような泣き声、バスタブには知らない女の顔が。妻は恐怖でノイローゼになり、夫に助けを求めますが、夫は妄想だと言って、取り合おうとしません。それもそのはず夫の真意は……。

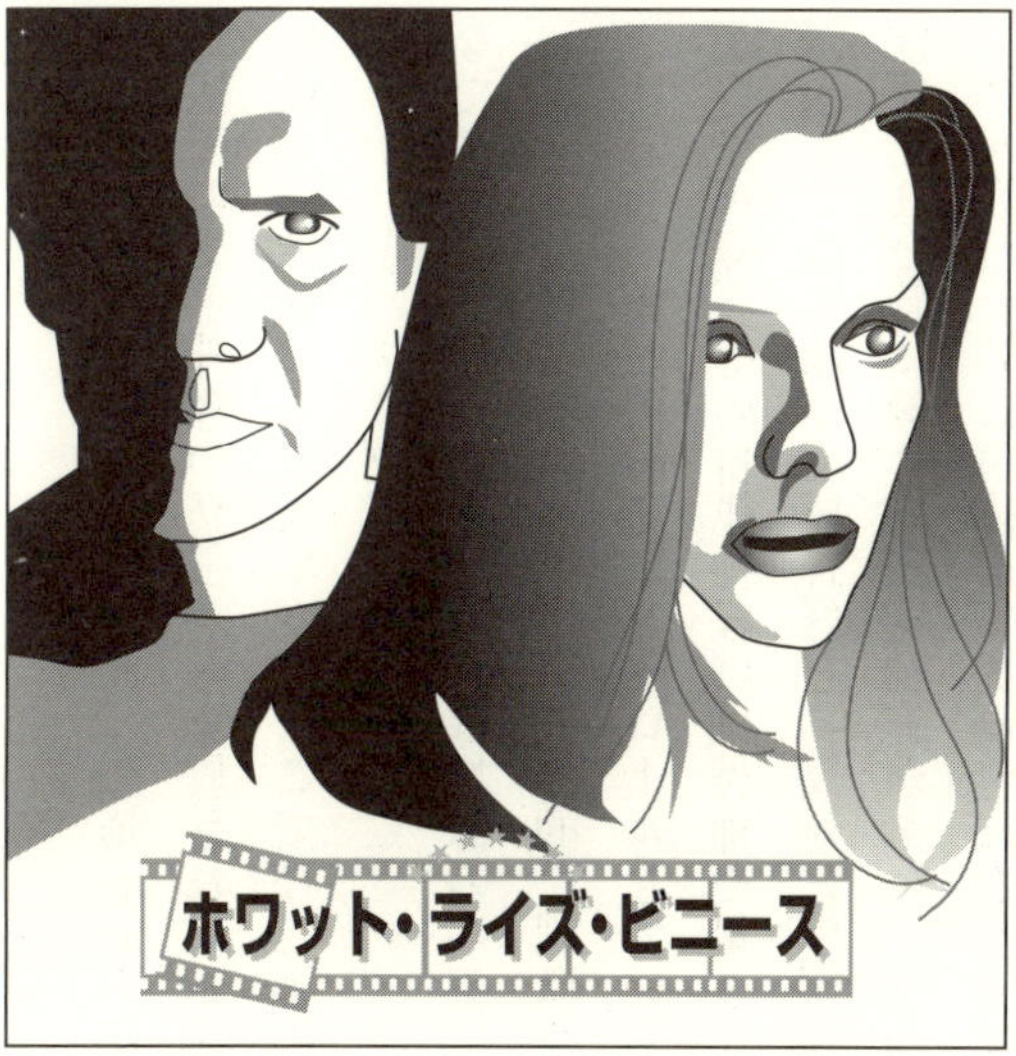

『ホワット・ライズ・ビニース』

自律神経失調症

Ｈ・フォードの初めての悪役と言えば、ネタはバレバレですが、ヒッチコックを意識した恐怖感は超ド級。最新テクノロジーによる視覚と音響効果もジワジワと恐怖感を募らせ、クライマックスでは思わず絶叫！　特にファイファーが殺されかける浴室でのシーンは、心底コワがらせくれます。

精神のバランスが崩れ、繊細な感受性を持つ人がかかりやすいといわれているのが自律神経失調症です。

誰にだって、極めて繊細な部分があり、自律神経失調症はヘタすればあなたもかかりかねない病気です。

このビデオを見終わった後、恐怖心から起こった極度の交感神経の緊張から解放され、副交感神経優位の状態になりますが、ここでひと風呂浴びようか、とバスタブに身を沈めることのできるあなたには「自律神経失調症」は無縁の病気です。

自分の意思とは無関係に、自動的に刺激や情報に反応して体の機能をコントロールしている神経が自律神経。その自律神経には恐怖や驚きなどで緊張した時に働く交感神経と、反対に緊張から解き放たれた時に働く副交感神経があり、そのバランスが崩れた時に自律神経失調症になります。

■自律神経失調症

人間の体には
動物的機能と植物的機能がある
植物は自殺しない

人間の体の機能を、動物的なものと、植物的なものとに分けることができます。

動物的機能とは、筋肉の運動や皮膚の知覚のように動物らしい積極的な活動のことで、意識の支配のもとに体制神経がかかわります。

これに対して植物的機能というのは生命維持に直接かかわる内臓などの動きのことで、意志とは無関係に自律神経がかかわります。

呼吸は自律神経に支配されているので、例えば自殺しようと意識的に呼吸を止めても、体は無意識に呼吸をしようとします。だから、遂行することは出来ません。植物が自殺をしないのと同じように。

07
めまいには『ドリヴン』
亡きセナにささげるスタローンの過酷なサーキット物語 あなたの動体視力が試される

主演のシルベスター・スタローンが、九四年にレース中に事故死したアイルトン・セナに捧げるために脚本を書き下ろしたカーアクションが『ドリヴン』（〇一年・米）です。

アメリカF1界のトップレーサーを狙う期待のルーキー、ジミー（キップ・パルデュー）はプレッシャーにつぶされ、スランプに陥ってしまう。そこで、彼を立ち直らせるために、チームオーナー（バート・レイノルズ）は、かつての花形レーサーのジョー（S・スタローン）をサーキットへ呼び戻すのです。その結末は……。

時速四〇〇キロを超える本物のレースに、CGを駆使した映像を融合させたレースムービーは迫力満点。レーサーたちの駆け引き、スローモーションで重さ一トン級のマシンが宙に舞うクラッ

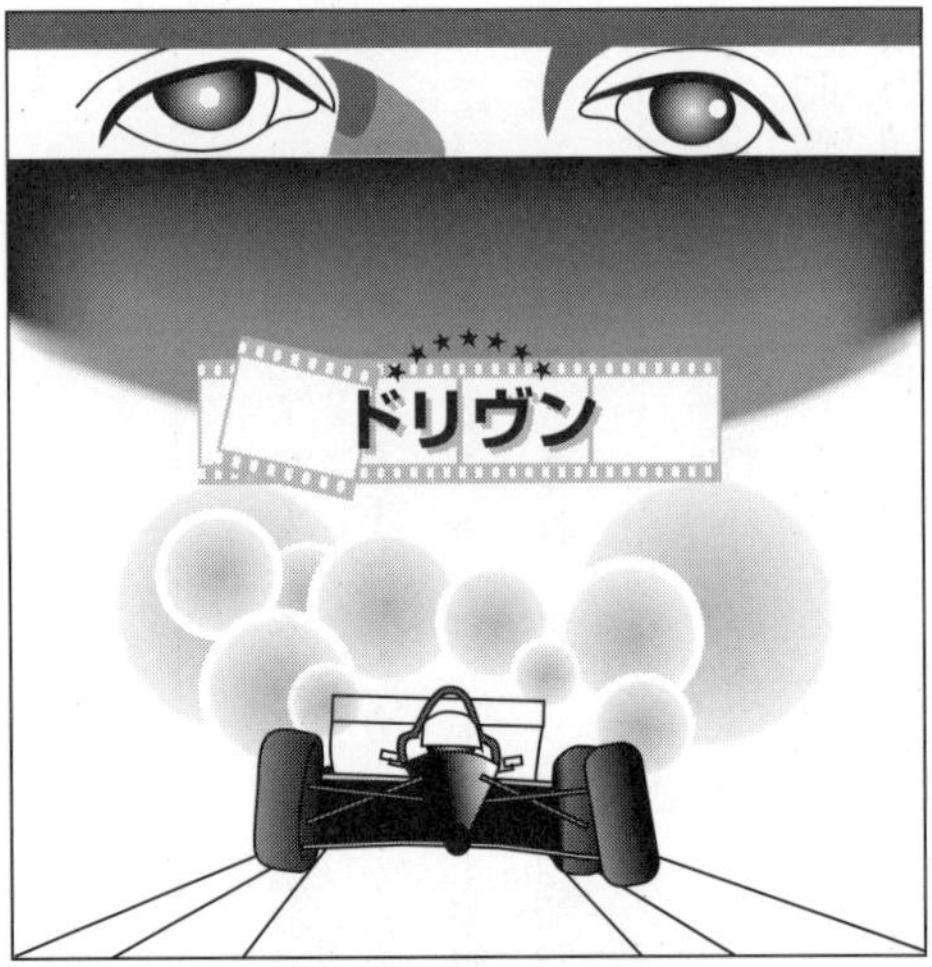

シュシーンも見ごたえがあります。

その激しいレースシーンの連続で、モヤモヤしていたものがすべて吹っ切れたような感じになりました。自分の動体視力が試されるような作品。「めまい」に悩む人にはうってつけのビデオです。

「めまい」には大きく分けて、耳の一番奥にある内耳の異常で起こる「末梢性のめまい」と、脳の異常で起こる「中枢性のめまい」があります。「末梢性のめまい」の代表的なものが「良性発作性頭位めまい症」です。

これは頭を特定の位置に動かすと、平衡感覚が働かずに、ぐるぐる回るようなめまいが起こります。ただ良性なので発作が起こったとき治療すれば大丈夫です。

発作の予防には「動体視力」を鍛える方法があります。三〇センチ離して二つの黒丸を紙に描き、メトロノームの針の動きに合わせて、頭を動かさずに視線を往復させ、動体視力を鍛えるのです。

レースカーが、シカゴの公道を時速四〇〇キロで突っ走るカーチェイスも見どころのひとつ。マンホールのふたが飛び交ったり、疾走するカートに煽られて道行く女性のスカートがめくれあがったり、臨場感たっぷりです。

まるでテレビゲームを楽しんでいるようなデッドヒートレースを満喫した後、あなたの「動体視力」は確実にアップしているはずです。

『ドリヴン』

めまい

■めまい
働き盛り、几帳面でまじめな人によく起こるメニエール病

周囲がグルグル回転するようなめまいが突然起こり、耳鳴りと難聴が同時に起こる病気にメニエール病があります。

働き盛りの年齢層に多く、几帳面でまじめな人によく起こります。

原因は内耳のリンパ液の増えすぎで、ストレスが引き金になってきます。

直接命にかかわることはありませんが、吐き気や冷や汗、動悸など自律神経症状を伴うことが多く、患者さんはパニックになることもあります。

発作時はメイロンという薬を静脈注射し、その後しばらく利尿剤などを服用し、原因であるストレスを避けて発作を予防します。

08 耳鳴りには『ハート・オブ・ウーマン』

女性の頭の中が見える…メル・ギブソンに超能力が備わった それは、うらやましい限りだが…

耳鳴りで悩む人が増えています。「キーン」「ジー」「ワァーン」「グォーン」と、耳鳴りの訴えはさまざまで、ひどい人になると、「頭の中を電車が通り過ぎて行く」と言う患者さんもいます。ただでさえ騒音の多い社会なのに、自分の中で正体不明の耳鳴りがたえずしている情況は、耐えられません。

原因の大半は、ずばりストレスです。耳鳴りは、音の信号をキャッチして脳に伝える内耳の血行障害だと考えられますが、そのメカニズムはまだはっきり分っていません。でもストレスが少なからず影響しているのは確かなようです。

ストレスが原因なら、笑いでぶっ飛ばすに限ります。『ハート・オブ・ウーマン』（〇〇年・米）

なら絶対のおすすめ。女になろうと苦労する主人公の奮闘ぶりが、理屈抜きで笑わせてくれます。

「女性が考えていること、望んでいることが声となって聞こえる」と言う実に都合のよい、耳鳴りロマンチックコメディー。主演はあのメル・ギブソン。映画では広告代理店のクリエイティブ・ディレクターで、仕事にも女性にも自信満々の自己チュー男です。

ストーリーは、彼の前に、ライバル社から引き抜かれたやり手の女性上司（ヘレン・ハント）が現れるところから始まります。上司命令で女性向けの広告を考えるために女になりきろうと、パンストや女性用品を試すうちに、バスルームで足を滑らせドライヤーともどもバスタブへ転落して感電。そのショックから、女性の考えが声となって聞こえる超能力が備わる……という設定からしておかしい。ゲラゲラ笑わせてくれます。

行き交う女性の頭の中で考えていることが全て声になって聞こえ、ギブソンがパニックになるシーンは、耳鳴りに悩む方々の共感を呼ぶでしょう。

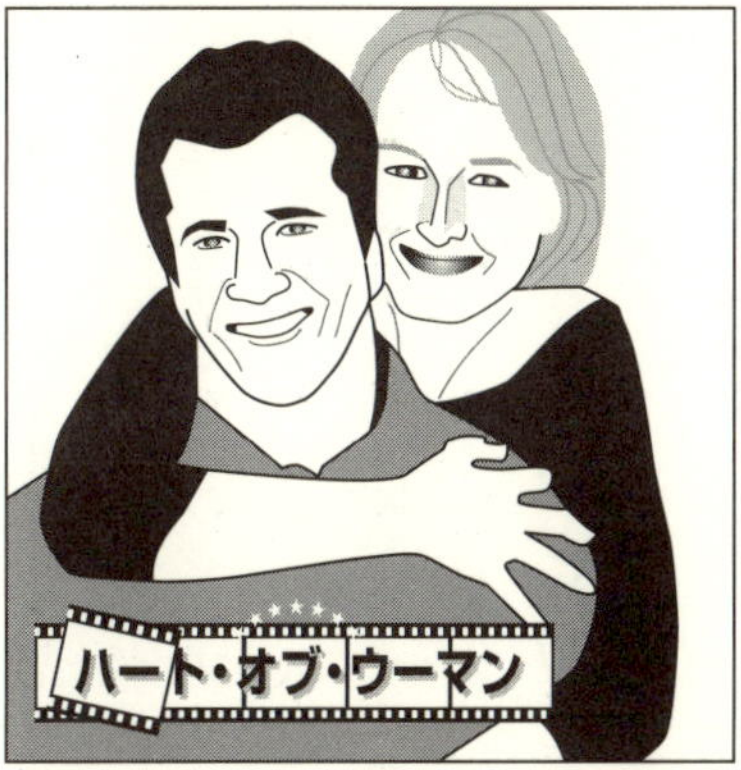

しかし、うらやましいと思う男性諸氏も多いことでしょう。なにしろ、女性の「心理状態」が全て読めるわけですから。ギブソンもすぐに好きな女性と恋仲になれ、セックスもとても上手にできて、女性を大満足させ、モテモテになります。もちろん仕事もうまくいきます。

『リーサル・ウェポン』のタフガイのメル・ギブソンとはまったく正反対のギブソンが楽しめます。元々、濃い顔の彼が、マニキュアにブラジャー、黒ストッキングという〝女装〟。さらに膝の脱毛の痛さに絶叫するシーンは爆笑ものです。

後味の良いこんなハートウォーミングな映画を見た後は、ストレスが減って、耳鳴りも軽くなっているはずです。

■耳鳴り

耳鳴りの原因は内耳の血行障害
一時的だけど、消す方法はある

耳鳴りの原因は内耳の血行障害と考えられますが、「周囲がうるさいと気にならないが、静かだと気になる」といった耳鳴りの特徴を利用して耳鳴りを一時的に消す方法がありま す。

補聴器のような機器を耳につけて、耳鳴りよりも大きな音を聞いて、耳鳴りの音を聞こえないように、遮蔽（マスキング）するのです。

大事な仕事に集中したい時の一〜二時間前や、就寝前に使うのが効果的な方法です。

一時しのぎですが、耳鳴りと違ってうるさければいつでもスイッチを切ることが出来るから、ストレスもあまりないようです。

09
不整脈には『ワンダー・ボーイズ』

マイケル・ダグラスの不整脈コメディー
癒してくれたのは、純真な教え子だった

不整脈は時に深刻な病気ですが、中でもストレス性の不整脈が気になる方におすすめなのが、M・シェイボンのベストセラー小説を映画化した異色コメディーの『ワンダー・ボーイズ』（人生の早いうちに大きな成功を手にした人の意　〇〇年・米）です。『L・A・コンフィデンシャル』でアカデミー賞に輝いたC・ハンソンの作品です。

一作目が大成功したが、二作目が書けず、担当編集者（ロバート・ダウニー・Jr）からプレッシャーをかけられている小説家（マイケル・ダグラス）の物語。

妻には家出され、不倫相手には妊娠を宣告され、公私共に人生最大のピンチを迎える小説家。その彼が、ひょんなきっかけから大学での教え子（トビー・マグワイア）の面倒を見ることにな

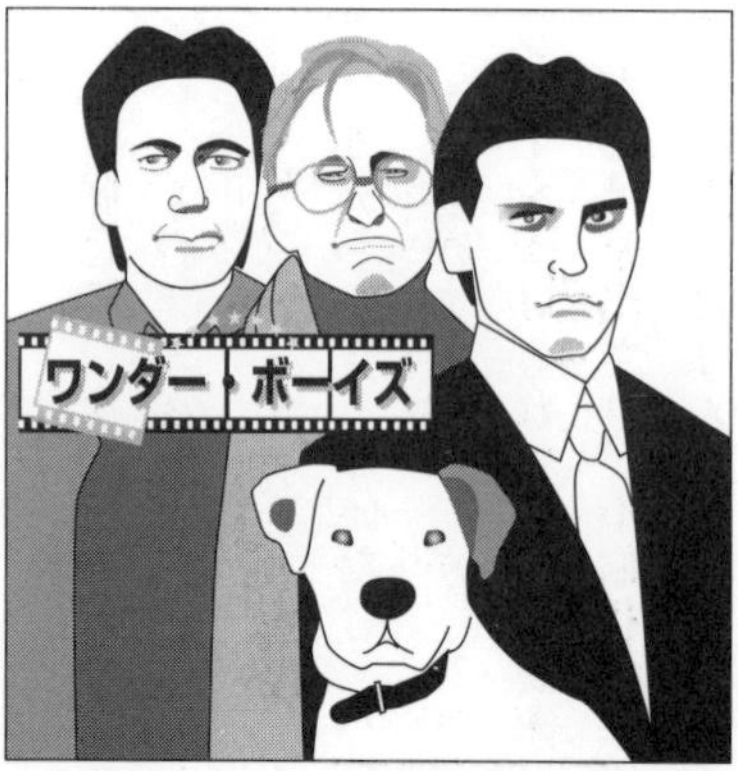

ります。

ところがこの学生は小説家志望の変人で、不倫相手の夫の愛犬を撃ち殺してしまいます。犬の死体を車のトランクに隠したまま、彼らは右往左往するのですが……。

強度のストレスから麻薬にラリっているダグラスは、しばしば失神します。心拍の乱れによる不整脈で、酸素が十分に脳までまわってこないからです。

しかし、彼の病気を癒してくれるのが、型破りだけれど純真な教え子の行動。心の中の一陣の風となり、彼の中で徐々に固執していたものを吹き飛ばしていきます。作家が延々と書きためた小説の原稿用紙が風に吹き飛ばされていくシーンは象徴的です。やがて、彼は「一緒に歩んでくれる者」を手に入れ、不整脈からも解放されます。

麻薬、ゲイ、不倫、とアメリカの問題点をシニカルに描きながらも、とても後味のよい大人のための映画です。

アカデミー・オリジナル歌曲賞を受賞したボブ・ディランの主題歌も、癒し効果はばっちり。あなたをストレス性の不整脈から解放してくれるでしょう。

心臓は一分間に六〇〜九〇回の拡張・収縮を繰り返し、全身に血液を送り出しています。心臓の拍動リズムの乱れを不整脈と言い、心臓自体に原因があり、脈拍が極端に遅くなる「房室ブロック」と呼ばれるものでは、脳への血流が不足し、失神を起こすことがあります。この場合は心臓ペースメーカーの埋め込みが必要になります。

しかし、心臓に問題がなくても、過労や睡眠不足、ストレス、カフェインなどの薬物過剰などで不整脈が出ることがあります。

『ワンダー・ボーイズ』

不整脈

■不整脈

働きものの心臓のリズム
命に関わる不整脈と、大丈夫な不整脈がある

心臓は一分間に六〇〜九〇回拍動するのですから、一日に約一〇万回も拡張、収縮を繰り返しているわけです。この拍動のリズムは右心房にある「洞結節」で発生しています。

「洞結節」で発生した電気刺激が、心臓内に張り巡らされた電線（刺激伝導系）を通って正しく伝達されないと不整脈が起こります。

不整脈には命にかかわるものとそうでないものがあり、「心配ない」と医者に診断されたら、あまり気にしないで過ごすのも不整脈を減らすコツです。

しかし、脈が極端に遅くなったり、止まるなどして、脳に血液が一時的に流れなくなって失神状態から突然死を招く「アダム・ストークス発作」は、厳重な管理が必要です。

10 狭心症には『バガー・ヴァンスの伝説』

アメリカの良心、R・レッドフォード監督が表す天才ゴルファーの美しい物語。狭心症も癒される

『バガー・ヴァンスの伝説』（〇〇年・米）は天才ゴルファーの人生再生が描かれていますが、物語は、冒頭で狭心症発作を起こす名優ジャック・レモンが、自分の子供時代を回想するという形式で進んでいきます。

体の中で心臓は血液を送り出すポンプの役目をしています。血液は全身に栄養や酸素を届けるものですが、心臓自身も栄養や酸素が必要で、冠動脈がこれを供給しています。

狭心症はこの冠動脈が狭くなり、心臓が酸素不足になって、胸痛が起こる病気です。運動などで心臓がより多くの血液を必要とする場合に、十分な血液を送れなくなる狭心症を「労作性狭心症」と呼んでいますが、ゴルフのプレイ中に起こることも多いのです。

主人公の天才ゴルファー・ジュナ（マット・ディモン）は、第一次世界大戦で受けた心の傷から立ち直れずに、無為な生活を送っていました。それをもどかしく思う恋人のアデール（シャーリーズ・セロン）。

彼女の計らいで、地元代表としてビッグコンペへ出場することになりますが、人々の期待に怖気づく彼の前に、バガー・ヴァンスと名乗る不思議な黒人青年のキャディー（ウィル・スミス）が現れ、協力を申し出ます。

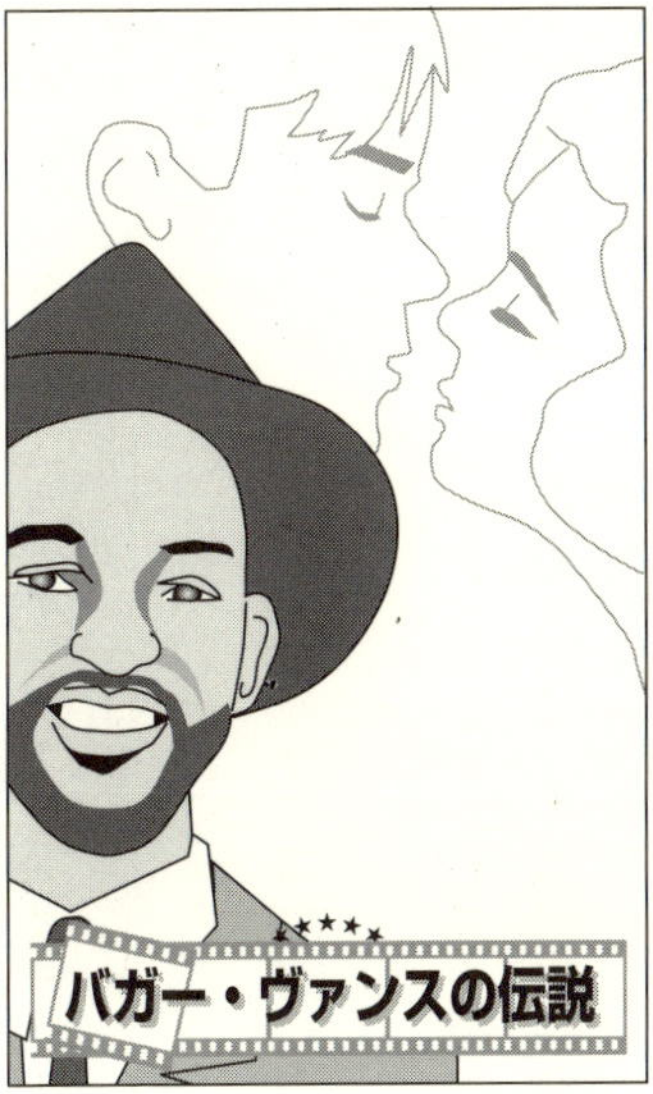

監督はロバート・レッドフォード。〝アメリカの良心〟と呼ばれるわけがこの作品で分ります。ゆっくりと流れる雄大で美しい映像、腹黒い人物はただ一人も登場せず、ゴルフを通じて失った自分自身を取り戻していくハッピーエンドのストーリーです。

ウィル・スミスの悟りをひらいた仙人のような穏やかな笑顔は、ヒーリング効果抜群。ゴルフのスコアで壁にぶち当たったり、池ポチャでイライラした方も、彼のゴルフ哲学を聞くと目からうろこが落ちるはず。

人生も同じだよ、とレッドフォード監督は言いたかったのでしょう。

コンペを終え、沈む夕日にひときわ輝く晴れやかな男たちの満足げな表情には、世俗に疲れた心が洗われます。

冒頭で発作を起こしたレモンも、この物語を回想することによって、胸痛から解放されます。観客にも同様の効果が期待できるでしょう。

■狭心症

最初はおさまるかもしれないけれど死の心筋梗塞の前兆

狭心症の発作は通常一～二分、長くても一〇分程度でおさまるために、「思い過ごしだ」と考えたり、「今はなんともないから大丈夫だろう」と考えて、そのままにしてしまう人がいます。

しかし、死に至る「心筋梗塞」の前兆として狭心症が起こる場合も多く、胸が圧迫されるような感じを体験したら、必ず医療機関を受診することが大切です。

基本的な検査は心電図です。発作が起こっているときには、特徴的な波形の変化が現れます。心電図で異常がなくても、狭心症が疑われるときには、運動負荷で心臓に負担をかけて、異常が現れやすい状態にしてから検査することもあります。

11

気管支喘息には『ラッキー・ナンバー』

珍しいトラボルタのコメディー
一獲千金が大ピンチになったのは仲間の喘息

持病のある人は、薬は命と同じくらい大事です。それを痛感させられるのが、このクライムコメディー『ラッキー・ナンバー』（〇〇年・米）です。

TVで人気のお天気キャスターのラス（ジョン・トラボルタ）は、その人気とは裏腹に無一文になりかけていました。

気象予報士でもある彼の予想に反して、この年は記録的な暖冬。雪が全く降らなかった。このため副業で始めたスノーモービル店は破産寸前、差し押さえのピンチです。

そこで一獲千金を企てます。同じTV局のナンバーくじ番組の、セクシーで欲深なロットガールのクリスタル（リサ・クードロー）を抱き込み、ナンバーくじの不正工作をして賞金をゲット

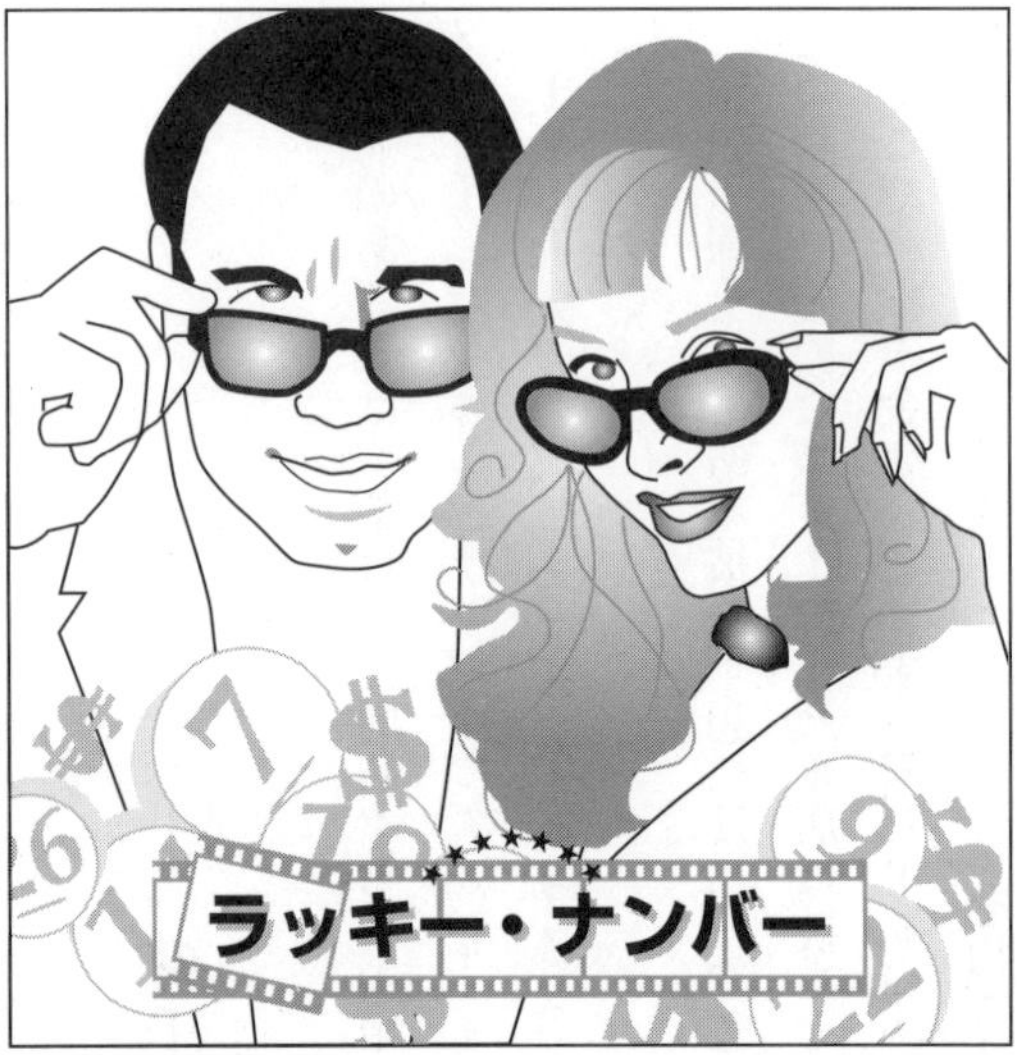

しようというのです。

当選番号の操作計画は順調にいきます。

ところが、当選くじを換金する大切な役を任せた喘息《ぜんそく》持ちのウォルター（マイケル・ムーア）が、計画から脱落です。持病の喘息の吸入薬が手元になかったために、アンラッキーな目にあってしまうのです。果たして、ラスは賞金をゲットできるのか……。

アメリカで実際に起きたナンバーくじの不正事件を元にした作品で、監督は『めぐり逢えたら』『ユー・ガット・メール』を手がけた女性ヒット・メーカーのノーラ・エフロン。「お金は欲しい。でも危険は避けたい、殺しはコワい」という人間の欲望や本質を、コミカルに描いています。

計画に支障をきたした気管支喘息の発作。喉がヒューヒュー、ゼーゼーと鳴って激しくせき込む気管支喘息の発作は、本人にしか分かりませんがほんとうに苦しいものです。

原因はアレルギーで、空気の通り道である気道の粘膜が過敏になることです。気道が急に狭くなり、通気量が少なくなるため呼吸困難に陥るのです。

主な治療は薬物で、薬を霧状にしたものを吸い込み、気道に直接、薬を届かせる吸入薬が有効です。ですから、その吸入薬をいつも手の届くところに置いておく必要があります。

病気にもよりますが、持病のある方、治療薬は肌身放さず持ち歩きましょう。

『ラッキー・ナンバー』

■気管支喘息

薬を勝手にやめないこと
ペットが新たに発生源になることも

喘息の薬物療法でもっとも大切なことは、「薬を勝手にやめない」ということです。

軽症の患者さんの場合、日常生活への支障も少なく、発作がほとんど出ない期間もあるので、薬はもう必要ないと思われがちですが、継続的に気道の炎症を抑えていないと、風邪などが引き金になって大きな発作が起こり、重症化することがあります。

また、新たに喘息になるきっかけに、室内でペットを飼い始めたというのがあります。ペットの毛がアレルゲンになっているのです。いくら投薬しても、ペットがいるかぎり喘息は改善しないので、ペットを手放すことが必要です。

12 胃潰瘍には『アメリカン・ビューティー』

リストラ中年ケビン・スペーシーが女子高生に恋をした胃潰瘍もたちまち完治(?)する青春コメディー

胃がキュッと縮む、ジクジクと痛む、緊張で物も食べられない……、胃はストレスがジカに飛び込んできます。不景気な中で売上げが好調なのは、皮肉にも胃薬。胃痛に悩むサラリーマンやOLが増える一方だからです。

「H2ブロッカー」という強力な胃潰瘍治療薬が市販され、薬局で買えるようになり、胃痛に悩むお父さんたちがもっぱら愛用しているようです。でも、病院には、もっと良く効く「プロトンポンプ阻害剤」という薬もあります。胃潰瘍だと思っていたが、実は胃ガンだったという例もよくあります。そのためにも、胃潰瘍の方は主治医を持つことをおすすめします。

さて、ビデオを見るなら、『アメリカン・ビューティ』（九八年・米）です。高校生の娘の友人のチアガールに夢中になった中年のサラリーマンが、彼女にふさわしい男に変身しようとがんばるコメディーですが、さすがアメリカと思わせるノーテンキさ。全くしめっぽくなく、明るい。胃潰瘍など一発で飛ばす笑いの力があります。

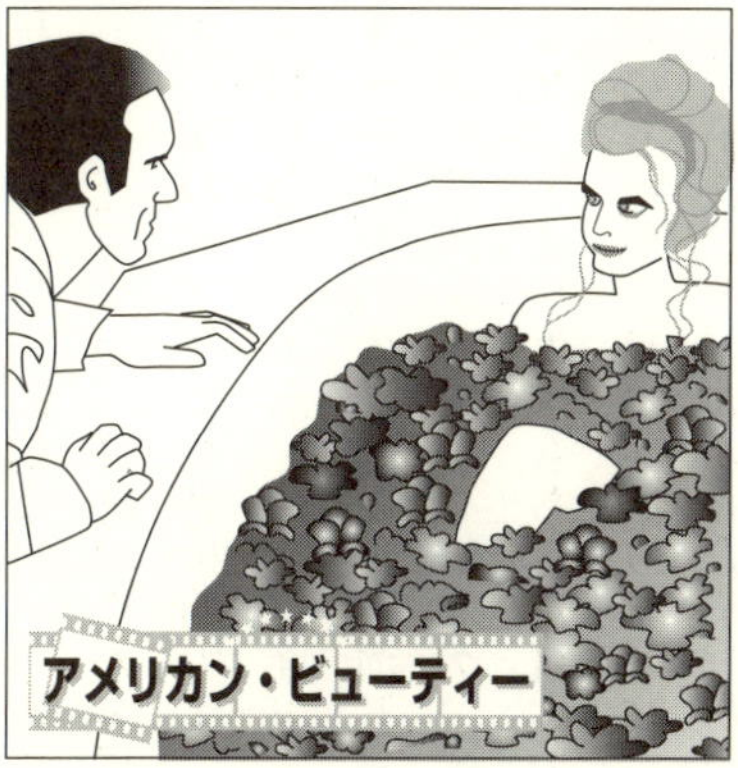

リストラを宣告されたダメ男の主人公レスター（ケヴィン・スペイシー）は、妻（アネット・ベニング）にも無視され、高校生の一人娘からも毛嫌いされていて、ストレスがいっぱい。

そんな中年サラリーマンが、娘の友人のチアガール（ミーナ・スバーリ）に一目惚れ。この美少女に妄想を抱き、やる気を起こし、新しい人生を始めます。美への挑戦——彼は女子高生好みのマッチョマンに変身すべく筋トレに励みます。無心のトレーニングこそ、手っ取り早い発散法（あなたも、まず体を動かすことですよ）。そのかいあって彼のストレスは次第に融解していき、たるみきったボディーは見事に引き締まり、その〝一途な思い〟は美少女に届き……。

タイトルの『アメリカン・ビューティ』は真紅のバラの品

種の名前で、一般的なアメリカの家庭によく咲いている花ですが、真紅の色が各場面でシンボリックに使われ、とても効果的です。

知的な役の多かったケヴィン・スペーシーが、平凡そのもののダメ中年を演じます。妻も不倫しているダブル不倫、ドラッグ、ゲイ、親への不信など、アメリカはもちろん日本の平凡な家庭にも起こりうるトラブルがリアルに、そしてコミカルに描かれます。大の大人が少女の気を惹こうと必死になるところとか、主人公がゲイと間違われキスされるシーンなどは大爆笑ものです。

笑いは胃潰瘍の特効薬。笑って、美少女の裸にときめいて、結末は妙に納得。さすがにアカデミー賞五部門を制覇した作品です。

■胃潰瘍
胃の攻防バランスで
胃潰瘍になるならないが決まる

人間の胃液は、牛の胃袋であるホルモンのミノ焼きを消化するほど強力なのに、なぜ自分の胃袋を消化しないかと言うと、胃の粘膜には胃酸から胃壁を守る粘液が出ているからです。これを胃の防御因子と言います。

ミノを消化するような強い胃酸を攻撃因子と言い、攻撃と防御のバランスが崩れると、胃が自分で自分の胃壁を消化してしまいます。これが胃潰瘍です。

近年、ヘリコバクター・ピロリというフランクフルトのような形をした細菌が、胃に住み着いていることが第一の原因と言われます。でも一方で、嫌なことがあると胃が痛くなることは、周知の事実。ストレスが、胃の防御力を落とすのは間違いないようです。

13

貧血には『クロコダイルの涙』

美貌の青年医師ジュード・ロウは実は強度の貧血症 生き延びるための吸血鬼だった

『クロコダイルの涙』（九八年・英）の主人公は、貧血に悩むハンサムな青年医師（ジュード・ロウ）です。「輸血」が必要なくらい重症です。でも、彼は壁土などなめません。その代わりに美女の白い喉をなめ、そしてかみ付いて血を吸うんです。

そう、彼は吸血鬼。ヴァンパイアなのです。自分を愛してくれる女性の生き血を吸わなければ生きていけません。愛する女性の血こそ、彼の壊れそうな肉体を支えてくれるのです。

次々に女性をモノにして血を吸って命を奪い、死体を見知らぬ土地に捨て完全犯罪を重ねていきます。

しかし、異変が起こります。新しい〝獲物〟を愛してしまうのです。それが、強く情熱的な技師のアン（エリナ・レーヴェンゾーン）。これまでと同様、彼女の血を吸おうとするのですが、愛した弱みでなかなか実行できません。

ためらい思い悩んでいるうちに、血を吸えない彼の体は次第に衰弱していきます。警察の捜査も迫っています。そしてついに運命の日が……。

題名の『クロコダイルの涙』は哲学者フランシス・ベーコンの「獲物を飲み込むとき涙をこぼす……それが鰐《わに》の分別である」という一節から取ったものです。

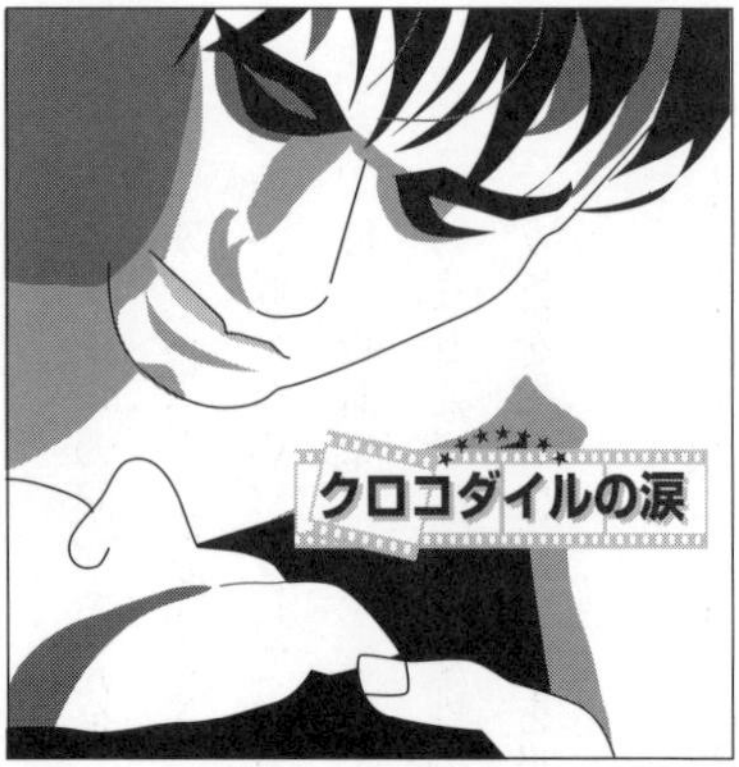

クロコダイルの化身、ジュード・ロウはとにかく美しくてナイーブです。『太陽がいっぱい』（六〇年・仏＝伊）のリメイクかと話題となった『リプリー』（九九年・米）で、主人公のリプリーが愛してやまない〝男の役〟で、アカデミー助演男優賞にノミネートされました。その演技力は二重マル（◎）です。

人間の血液が赤いのは、赤血球が赤いからです。赤血球が赤いのはヘモグロビンが赤いからで、ヘモグロビンは鉄を材料に作られます。鉄分が足りなくて、体に必要な赤血球が作れない状態を「鉄欠乏性貧血」と言い、この症状の患者さんはたいてい青白い顔色をしています。

病状が進行すると、「異食症」と言って、無性に生米や氷、炭が食べたくなり、なかには壁土をなめたりする人もいます。治療として鉄剤を投与しますが、重症の場合は輸血も行います。

ジュード・ロウのような男性なら、輸血の血液を提供してくれる女性を探すのは簡単かもしれません。が、そうでない方は鉄分を多く含むほうれん草を普段からたっぷりとって、貧血にならないようにしましょう。ジュード・ロウと対極にある「ポパイ」をめざしてがんばることです。

■貧血

血液自体に問題ありが「貧血」
血液を押し出す力に問題ありが「低血圧」
血液の巡りに問題ありが「脳貧血」

子供が学校の朝礼などで、ふらふらと倒れるのは、貧血ではなくて、脳貧血です。立ち続けているために、血液が脚のほうにたまって脳の血液が不足するために起こるものです。

貧血と脳貧血と低血圧症はよく似た症状（例えば、立ちくらみ）が出ますので、混同されがちですが、違うものです。

血液そのものに問題があるのが貧血です。血液を押し出す力に問題があるのが低血圧症で、血液の巡りに問題があるのが脳貧血です。

貧血は圧倒的に女性に多いのですが、男性が貧血の場合は大きな病気が隠れている場合が多いので注意が必要です。

第二章

身のまわりの病気に——この映画

たとえせきが止まらなくても、爪の先が痛くても、私たちは気になるもの。
たいそうに立ち向かわなくてもいいけれど、
おのおのがた、油断めさるなこの病気。
映画を見て、少しでも不安を取り除きましょう。

14

虚弱体質には『アンブレイカブル』

不滅の肉体は幸せなのか？　ブルース・ウイルスの栄光と苦悩
虚弱な人はホッとする

一三二人の乗客のうち生存わずか一人という悲惨な列車脱線事故が起きます。生き残った男が主人公のブルース・ウィルス。かすり傷一つ負わず生還し、人々から奇異の視線を浴びます。そんな彼の前に、サミュエル・L・ジャクソン演じるコミック・ディーラーが現れ、「君は不滅の肉体を持つヒーローである」と告げます。

「不滅の肉体？」

「一体自分は何者なのか？」

言い知れぬ不安に苦しみながら、ウィルスはやがて驚くべき真実を知るのです。

疲れやすく、虚弱体質に悩む人におすすめなのがこのスリラー『アンブレイカブル』（不可壊

『アンブレイカブル』

虚弱体質

の意　〇〇年・米）です。不死身の肉体を持つことは、果たして幸せなのか……。『シックス・センス』で世界的評価を得たM・ナイト・シャマラン監督が、再びブルース・ウィルスを迎えて撮った作品です。

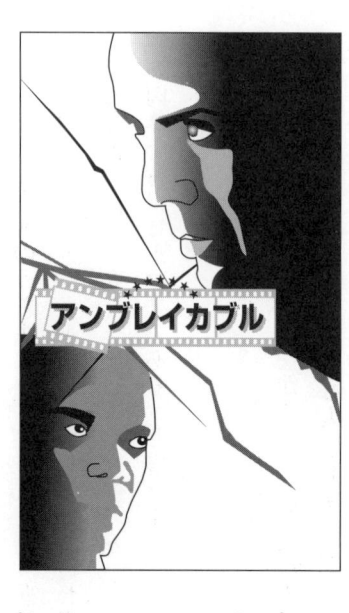

長引く不況のせいか、慢性的な疲労感を訴える人が激増しています。薬局の店頭でスタミナドリンクを立ち飲みしている人、昼休みに足つぼマッサージに駆け込むOL、さらには多様の栄養補助剤を常用している人たちをよく見かけます。

しかし、人間の疲労の原因は、過重労働や睡眠不足だけではありません。元々体力に自信がなくて虚弱体質の人が、人間関係や仕事上のストレスにかかわって慢性疲労を訴えるというケースも意外と多いのです。

この作品で、シャマラン監督は映画史上最高の五〇〇〇万ドル（約六億円）のギャラを受け取りました。「すべてのシーンに罠がある」のキャッチコピーそのままに、どの段階でオチが分かるかは、どれくらい集中してビデオを見るかに比例するようです。

作品全体に冷たい空気が流れ、緊張感が張り詰めています。巧妙に張り巡らされた伏線を全て理解しようとすると、慢性疲労がさらに募る結果になります。ですから数回に分けて鑑賞しましょう。

見終えて、「そう言えば、疲労を感じたり、病気をしたことがないなあ」という屈強な人は、主人公並みの恐怖感を感じるでしょう。逆に、普段から虚弱体質に悩む方は、不死身の人には不死身なりの悩みがあるのだと、妙にホッとし、虚弱体質が気にならなくなるはずです。

『アンブレイカブル』

■虚弱体質

虚弱体質の人はコレステロールを気にせず一日一個の鶏卵を

かつて虚弱体質と言えば卵をよく食べさせられましたが、コレステロール全体が悪者扱いされるようになってから、コレステロールを多く含む卵も敬遠されがちです。

確かに卵にはコレステロールが多く含まれますが、体内のコレステロールのうち食事で入ってくるのは二〇%で、後の八〇%は肝臓で合成されているのです。実験的にも、卵を多く食べてもそれほどコレステロール値が上がらないことが証明されています。

鶏卵は卵がひよこになるまでに必要な栄養素が全て含まれる完全食品です。良質のたんぱく質も多く含まれますから、食が細い虚弱体質の方に、私は一日一個の卵がおすすめです。

15 熱中症には『ローズ家の戦争』

サウナで閉じ込められたマイケル・ダグラスにふき出す汗 不信感を持った夫婦はコワイ！

離婚というテーマを面白おかしく描いたシュールなブラックコメディーが、『ローズ家の戦争』（八九年・米）です。ブラックコメディーと書きましたが、根は相当に深刻です。人間に必要なのはやっぱり適度な潤い。水分補給しないと、やってられません。

オークションで競り合ったのが縁で、熱烈恋愛結婚をしたローズ夫妻（マイケル・ダグラスとキャサリン・ターナー）は努力のかいあって、大邸宅に住み、はた目には幸せな結婚生活を送っているように見えました。しかし、結婚一七年目を迎えた妻はある日、突然「顔を見ると、ひっぱたきたくなるほど飽き飽きした」と離婚を申し出ます。

彼女に未練たっぷりの夫は初めは夫婦関係の修復に努力しますが、妻の決意が固いことが分るといやがらせを始めるのです。双方一歩も引かない嫌がらせ合戦はエスカレート。皿が飛ぶ、美術品が割れる、車が大破するといった壮絶な夫婦喧嘩。ここまでやれば、見ている方のストレス解消になります。

ただし、ゾッと背筋が寒くなる場面が待っています。家庭サウナ室に入っている夫に、妻が室外から釘を打って、サウナ室に閉じ込めてしまう場面です。噴出する汗、もうろうとする意識、扉を叩く力も弱っていき……。

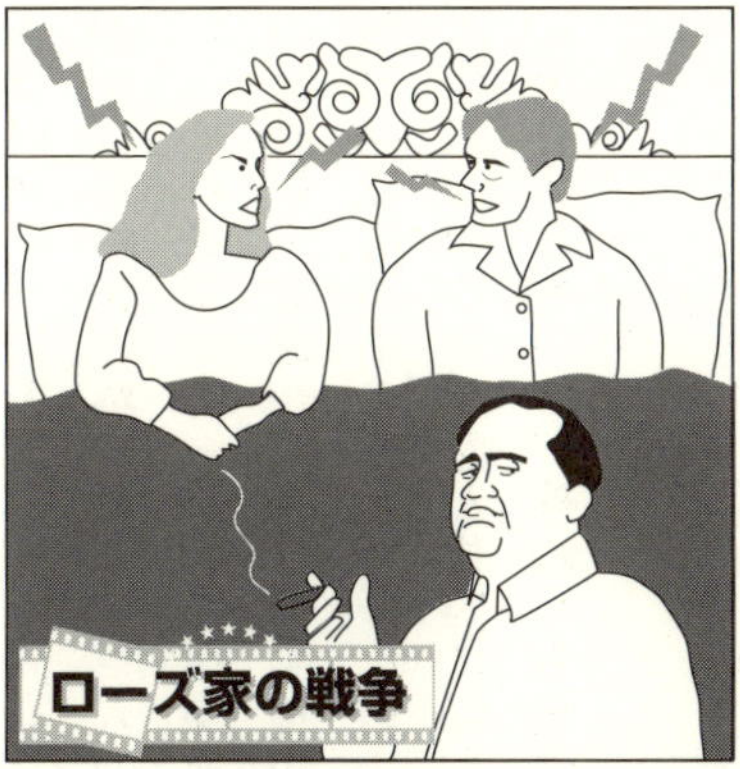

狂言回しの弁護士役で、自分も出演しているダニー・デビート監督。スピードある演出は切れ味抜群。ハラハラしながら見終わった後は、喉も心もカラカラに渇き、二リットルのペットボトルを一気に飲み干したい気分でした。

さて、猛暑の夏場、高温下で起こる病気は「熱中症」と総称し、軽症のものから意識障害を起こすもの、さらに命にかかわる重症なものまで含まれます。よく知られたものに日射病と熱射病があります。

『ローズ家の戦争』

熱中症

日射病は、炎天下に長時間立っていると起こります。太陽光の熱によって、人の末梢血管が拡張し、これによって一時的に循環血液量が減少、そのために脳血流が減少して失神が起こるのです。熱射病は高温下の運動で汗をいっぱいかいて、脱水症状が起こり、熱が体内にこもって体温が異常に上昇するもので、昏睡から絶命することもあります。

予防には水分の補給が大切です。人工的に熱中症に近い状態に陥ることがあります。サウナブロです。

健康に良いと人気ですが、水分の補給をしないで長時間入っていると、心臓発作などの誘因になるのでご注意！

■熱中症

日射病の脱水症状には点滴が一番
急場には少量の塩分と一緒に

脱水症状に最も効果的なのは点滴です。二日酔いで体が脱水状態になったときに点滴を受けると、砂漠に水が吸い込まれるように、細胞の一つ一つの中に点滴がしみわたり、生き返る心地は体験者なら納得でしょう。

日射病で脱水状態になって、すぐに点滴を受けられない場合は、水だけを補給するのではなくて、少量の塩分を一緒にとると水分が早く吸収されます。

薄い塩水はあまりおいしくないので、砂糖を少量加えると、スポーツ時のカロリー補給にもなり一石二鳥です。市販のスポーツドリンクは成分をうまく調整して、飲みやすく効果的に吸収されるように調節してあります。

16 乗り物酔いには『ウーマン・オン・トップ』

フェロモンのペネロペ・クルスのサクセスへのコメディー
乗り物酔いの克服は積極性に尽きるけれど…

スペインの超人気女優ペネロペ・クルス主演のキュートなラブ・コメディー『ウーマン・オン・トップ』（九九年・米）。彼女のハリウッド進出第一弾となった作品です。

料理が得意な美しいイザベラ（ペネロペ・クルス）は、夫トニーニョ（ムリロ・ベニチオ）とブラジルでレストランを経営していました。経営は順調でしたが、夫の浮気現場を目撃したことにショックを受け、家出をしてブラジルを去り、アメリカへ渡ってしまいます。

幼友だちのニューハーフのモニカを頼ってサンフランシスコへ出た彼女は、料理の腕を生かして料理学校の先生になります。やがて、その美貌がテレビプロデューサー、クリフ（マーク・フェアースタイン）の目に止まり、料理番組に抜擢され、エキゾチックでセクシーな魅力と巧みなス

『ウーマン・オン・トップ』

乗り物酔い

パイスの使い方で一躍スターとなります。

そんな彼女の弱点は、ひどい乗り物酔い。でも、自分で運転をすれば大丈夫なんです。運転はもちろん、夫とのセックスも自分が上でなら大丈夫です（まさに『ウーマン・オン・トップ』）。でもね、夫の浮気の本当の原因は、たまには自分が上になってセックスしたいという願望でした。

さて、望み通り栄光を手にした彼女を、正常位にあきたもと夫が追っかけてき、新しい恋人、テレビプロデューサーとの間で彼女は愛の選択を迫られますが……。

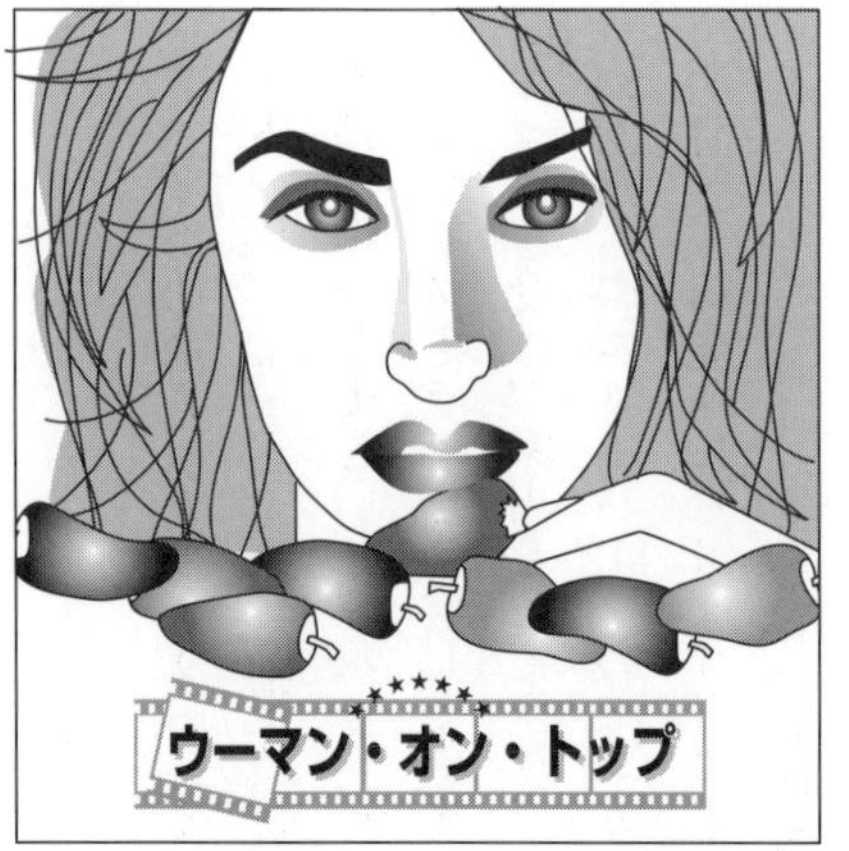

乗り物酔いは確かにつらい。一度経験すると、また酔うのではという自己暗示にかかりやすく、それで必ず酔うという人もいます。乗り物酔いは「動揺病」「過速度病」とも呼ばれ、耳の奥にある平衡感覚をつかさどる三半規管の働きが、一時的に混乱した時に起こります。
乗り物に乗って、振動状態や加速度を感じる時に、三半規管で感じとった体の動きと、目が視

覚を通じて感じた運動の情報がうまくかみ合わない時に、自律神経がバランスを失い、頭痛、めまい、吐き気、嘔吐などが起こります。

　乗り物酔いは受け身の運動で、外からしきられた空間で起こりやすいものです。ですから、受け身にならないことが大切です。

　映画の中で『情熱のクッキング』でラテン音楽を歌い踊り、フェロモンをまき散らすペネロ・クルスには、トム・クルーズならずともクラクラしてしまいます。それは「乗り物酔い」のクラクラと違って楽しいものです。

　〝積極的〟がポイントです。受け身にならなければ、乗り物酔いも気にならなくなります。


『ウーマン・オン・トップ』

■乗り物酔い
タイヤの上の揺れる席は酔いやすい
酔い止め薬は三〇分前から飲んでおく

　乗り物に弱くてすぐに酔ってしまう人も、自分で運転すると酔わないのには理由があります。

　運転手は外界の状況がよく分っていますので、自分が右にハンドルを切る時に遠心力を感じないように無意識に体を右に傾けているのです。

　バスの一等席は運転手の真後ろです。外の景色を見て、運転手と同じように体を傾けていると乗り物酔いはかなり防げます。

　反対に一番よくないのは、よく揺れるタイヤの上あたりのつり革につかまって、バスの遠心力そのままに振り回されている場合です。

　酔い止め薬は効果的です。安定剤や市販のものを三〇分前に飲んでおけばＯＫでしょう。

17
やけどには『ヴィドック』

フランスのヒーロー、実在の名探偵の死の謎に迫る リアルな映像、炎の色でやけどしそうな迫力

ミステリー・ロマン『ヴィドック』(〇一年・仏)の舞台は、一八三〇年、七月革命前夜に沸くパリ。この街に、名探偵ヴィドック(ジェラール・ドパルヒュー)の死の情報が駆けめぐりました。

彼は元怪盗という異色の私立探偵で、パリの警視総監から捜査協力を依頼されるほどの実力の持ち主です。亡きヴィドックの伝記を書こうと、青年作家エチエンヌ(ギョーム・カネ)が彼の死の真相を探り始めます。

そして、生前、ヴィドックが落雷を利用した連続殺人事件の謎を追っていたこと、その背後に「鏡の仮面」をかぶった黒衣装の怪人が暗躍していたことを付きとめます。鏡の仮面をかぶった

『ヴィドック』

やけど

怪人は、その後も殺人を繰り返しますが、その正体は意外な人物でした。

監督は、『エイリアン』『ロスト・チルドレン』でVFXを手がけた映像クリエーターのピトフ。この作品も凝りに凝った映像で映画ファンを魅了します。ヴィドックは十九世紀のフランスの実在の人物。脱獄を繰り返したけれど、その手腕を買われ、警察公認の私立探偵として難事件を解決。何度もテレビ化され子供たちのヒーローです。この映画は、フランス国民の三人に一人は見たといわれるほどの話題を集めました。東京国際映画祭で特別招待作品にもなりました。

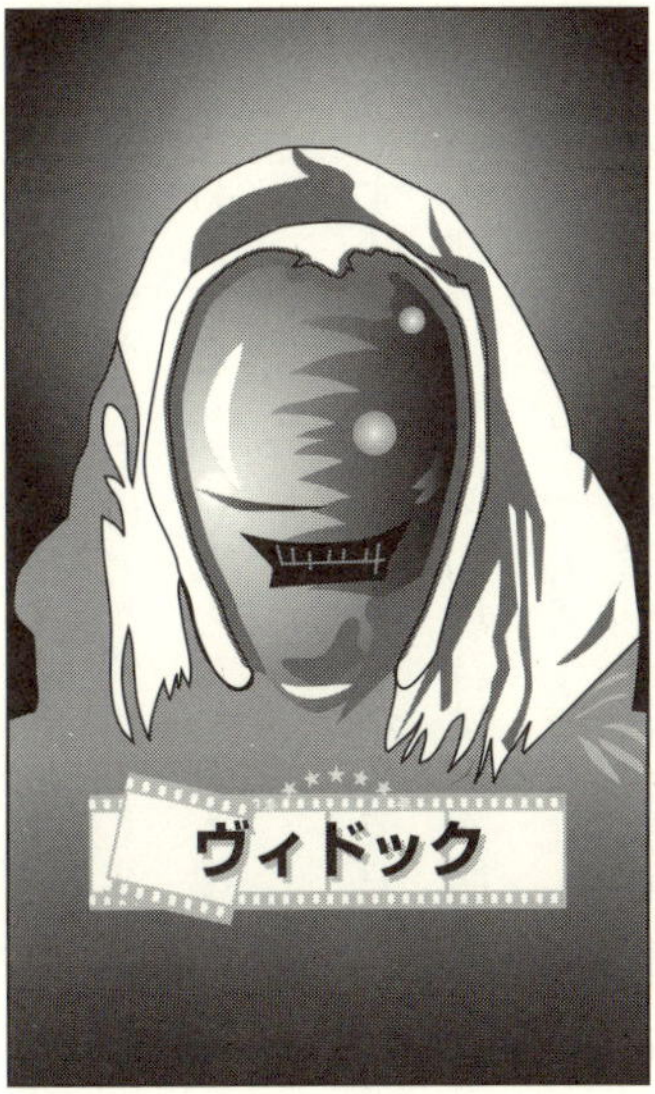

確かにビジュアル重視のアクション、画面からは江戸川乱歩ばりの血と汗のにおいがたちこめます。目がくらむ稲妻や落雷。雨の降り始めは湿度さえ感じられます。デジタル処理された炎の色は特にリアルで重厚です。私も、見ているだけで「ア、チ、チ」とやけどをしそうになりました。

軽いやけどは、誰もが何度か経験したことがあるでしょう。ちょっとした油断で、やけどをしてしまいますが、やけどを負ってしまったら、まずしなければならないことは一刻も早く流水で冷やすことです。

冷やす時間は二〇~三〇分が必要です。衣服を着ている部分のやけどの場合は、衣服を着たままの状態で流水をかけて冷やします。

流水で冷やすことで、やけどが皮膚の深いところまで進行することを食い止め、患部に薬品が付着している場合も洗い流すことができます。炎症の悪化を止め、痛みを緩和する効果もあります。

この映画を見て、炎の恐ろしさを実感したあなたは、熱源器具の操作に慎重になること請け合いです。

■やけど
心地良くてもご用心
電気カーペットや使い捨てカイロでの低温やけど

それほど熱くなく、心地よい温度でも、長時間皮膚に作用し続けるとやけどを起こしてしまいます。これが「低温やけど」と呼ばれるものです。痛みが少ないために軽視されがちですが、皮膚の奥深くまで達していることが多く、治りにくいやけどです。

糖尿病や脳卒中による麻痺、痴呆などで感覚が低下している人は、電気カーペットや電気ごたつで、低温やけどする危険性が高くなります。

また、冷え性の若い女性が腰に張った使い捨てカイロで低温やけどをすることもあり、治りにくく、やけど痕も残るので、ご注意ください。

18 鼻血には『パール・ハーバー』

大迫力の戦闘活劇と恋のゆくえ
アメリカ的愛国心大作。恋の発端は鼻血だった

メガヒットの『アルマゲドン』の製作チームが再結集して作った戦争超大作が、『パール・ハーバー』(〇一年・米)です。

第二次世界大戦中の一九四一年、ヨーロッパ各国では激戦が繰り広げられていました。幼い頃からの親友同士のレイフ(ベン・アフレック)とダニー(ジョシュ・ハートネック)は共に戦闘機乗りにあこがれ、米軍戦闘機のパイロットとなりました。

レイフは、鼻血が縁で看護婦のイブリン(ケイト・バッキンセール)と恋が芽生えます。が、やがて彼女を残して戦地イギリスへ。残されたイブリンとダニーは、赴任先のハワイのパール・ハーバーでレイフの帰りを待っていました。そんな二人にもたらされたのは、レイフの「訃報」

『パール・ハーバー』

鼻血

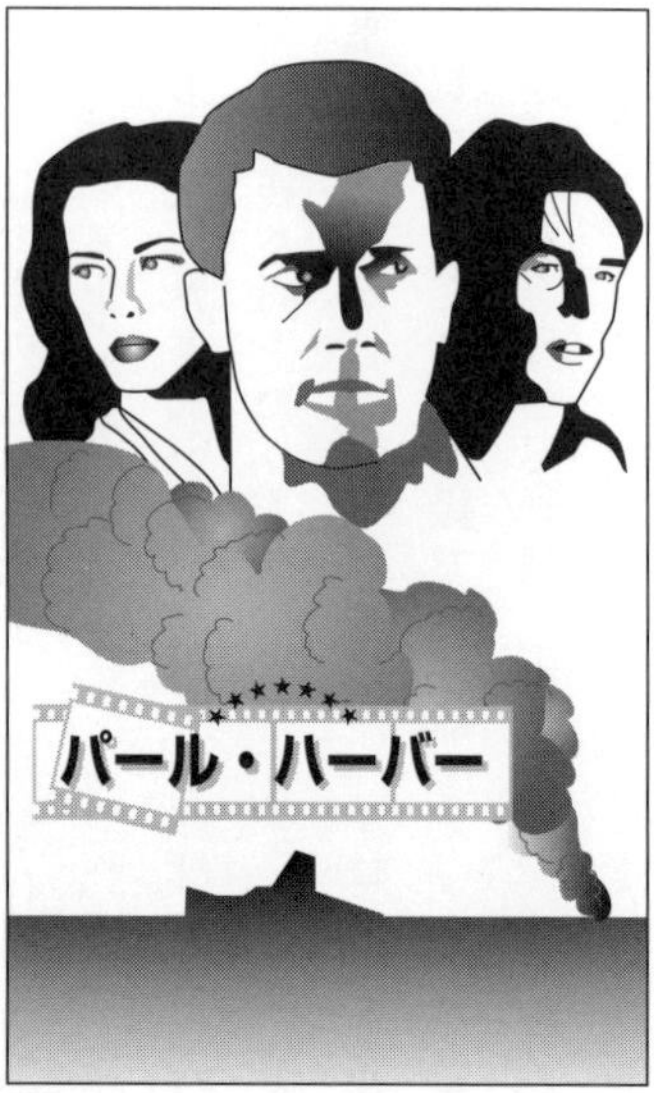

でした。
慰め合う二人はいつしか愛し合うようになります。ところが、そこに死んだはずのレイフが帰って来ます。そして、十二月八日、パール・ハーバーが火の海となる運命の時間が刻々とせまっていました。
売り物の、実写ロケとCGが生み出す真珠湾空襲場面の映像はド迫力。ドッグファイトの場面には手に汗を握り、少年たちの頭上を飛ぶわがゼロ戦の雄姿には、ウルウルしてしまいます。
戦下での男同士の友情と男女の愛。三人の恋のもつれも、すっきりと描かれており、見ていて「鼻血、ブー！」となるような刺激的なラブシーンはありませんので、安心してご鑑賞ください。ただし、ちょっとナツメロ風でイライラはしますが。そしてアメリカサイドから描かれた真珠湾攻撃。公平とは言うものの日本が悪で、アメリカは善、それは歴然。日本サイドのあなたが憤怒激高して、鼻血が出るかもしれません。

さて、恋の発端となった鼻血ですが、鼻を強打した時や、興奮したりのぼせたりした時などに起こります。

出血場所はたいていが左右の鼻の穴のしきり（鼻中隔）の前の方です。

ここには、浅いところに、もろくて損傷しやすい毛細血管がいっぱい集まっているので（キーゼルバッハ部位と言います）、ちょっとした刺激で傷つき、出血するのです。

子供の鼻血はほとんど心配ありませんが、中年以降に繰り返し起こる鼻血は、血圧のコントロール不良や服用している薬の副作用の可能性もあるので注意が必要です。

『パール・ハーバー』

■鼻血

うつむいて、小鼻をつまんで安静に

鼻血が出た時は、座って、少しうつむいた状態で小鼻を強くつまんで安静にします。仰向けに寝るのは良くありません。

出血が多いときは、鼻に詰め物をします。脱脂綿を軽く湿らせて、出来るだけ固くねじったものが適当です。詰め物をしたら小鼻の上から二〇分程度しっかり押さえます。詰め物をこまめに替えるのは逆効果です。

鼻血を止めようと、後頭部を叩く方がいますが、意味不明の行動です。止血の意味はありませんし、血圧が上がったりして逆効果ですので、しないでください。

鼻血は一見量が多くても実際の出血量はそれほどでもありません。気が動転して血圧が上がると止血しにくくなりますので、落ち着いて対処することが大切です。

19 VDT症候群には『ハムナプトラ2／黄金のピラミッド』

コンピューター社会の宿命、心身の不調 ハムナプトラを遊園地感覚で見れば疲れも吹き飛ぶ

コンピューター社会は非常に便利な反面、今までになかったような病気も併発しています。最近注目されている病気の一つに「ＶＤＴ症候群」があります。

ＶＤＴとは「ビジュアル・ディスプレイ・ターミナル」という英語の頭文字をとったもので、パソコンなどのコンピューターを使う作業によって起こる心身のさまざまな不調を表したものです。

どうしても、コンピューターに向かうと時間を忘れ、長い間、画面に集中してしまいがちになります。画面に集中することで起きるドライアイや目の疲れ、長時間同じ姿勢をとることによる首や肩、腕の痛み、腰痛、頭痛、吐き気などの症状が起こります。

事態を重く見た厚生労働省は「VDT作業ガイドライン」を発表し、注意を呼びかけています。

「VDT症候群」が気になる方は、ミステリーアドベンチャーのヒットシリーズ第二弾『ハムナプトラ2／黄金のピラミッド』（〇一年・米）はどうでしょう。

前作（『ハムナプトラ／失われた砂漠の都』）から一〇年後、冒険家リック（ブレンダン・フレイザー）とその妻のエブリン（レイチェル・ワイズ）は、九歳の息子と幸せな結婚生活を送っていました。

ところが、ふたりがエジプトの古代遺跡で黄金の腕輪を発掘したことから、闇の神・アヌビス神の悪の軍団をよみがえらせてしまいます。

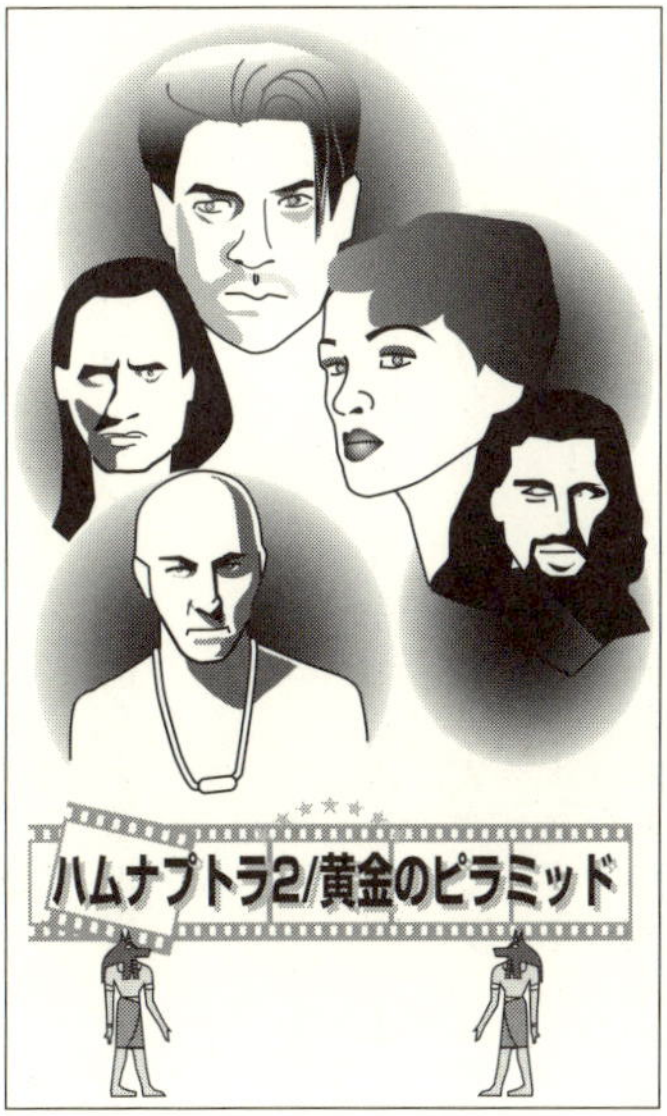

『ハムナプトラ2／黄金のピラミッド』

一方、死の淵から復活した悪の神官イムホテップは世界征服のため、悪の軍団の利用を企んでいました。黄金の腕輪とともに誘拐された息子を追って、再びエジプトに向かった二人を待ちうける壮大な冒険はいかに……。

前作よりはるかにパワーアップしたSFXによる体感CGの氾濫です。とにかくミイラも、虫も、化け物も、うじゃうじゃいっぱい出て来てきます。もちろん、アッと驚く天変地異も大サービス。

『インディ・ジョーンズ』シリーズ三本を二倍速で立て続けに見たような超大盛り映画です。

「そんなバカなぁ……」と、大声で突っ込みを入れながら、素直にジェットコースタームービーに身をゆだねれば、気分はあたかも遊園地。場面が激しく動くので、コンピューター作業のようにジッと集中するヒマはない。VDTに疲れた頭も体も、きれいにふっ飛び、リフレッシュされることと請け合いです。

■VDT症候群

目、首、肩、腰などに障害が

VDT症候群では、次のような症状がでます。

①視覚負担症候群…目の乾きや痛み、充血感、ぼやける、視力低下、結膜炎、角膜炎

（対策）○意識して瞬きをする。○目薬を利用する。○エアコンの風に直接当たらないようにする。○ブルーベリーを食べる。

②筋骨格系負担症候群…首や肩の凝り、背中のだるさ、腰痛、手指のしびれ

（対策）○いすの高さや画面の位置を調節して、快適な姿勢をとる。

○時々、体操をする。

③精神神経負担症候群…頭痛、めまい、だるさ、イライラ感、胃痛、生理不順、流産

（対策）○①②が進行して起こる症状なので、①②の対策を早めにとり、悪化しないようにする。

20 口臭には『その愛は毒　ポワゾン』

口臭は唾液不足から
謎の美女アンジェリーナの毒ある濡れた唇にバンデラス大ピンチ

人をウッとさせる口臭は、はた迷惑の筆頭かもしれません。しかも、面と向かって言うのもはばかられる。顔をそむけるしかありません。

中年になると、口臭が気になってきます。加齢とともに、唾液の分泌量が減り、口内のバイ菌が繁殖しやすくなってくるからです。

口臭が気になる方は、この官能サスペンス『その愛は毒　ポワゾン』(〇一年・米)を見てください。

フランソワ・トリュフォー監督、ジャン・ポール・ベルモンド、カトリーヌ・ドヌーブ主演の『暗くなるまでこの恋を』のリメイクで、舞台は十九世紀後半のキューバです。

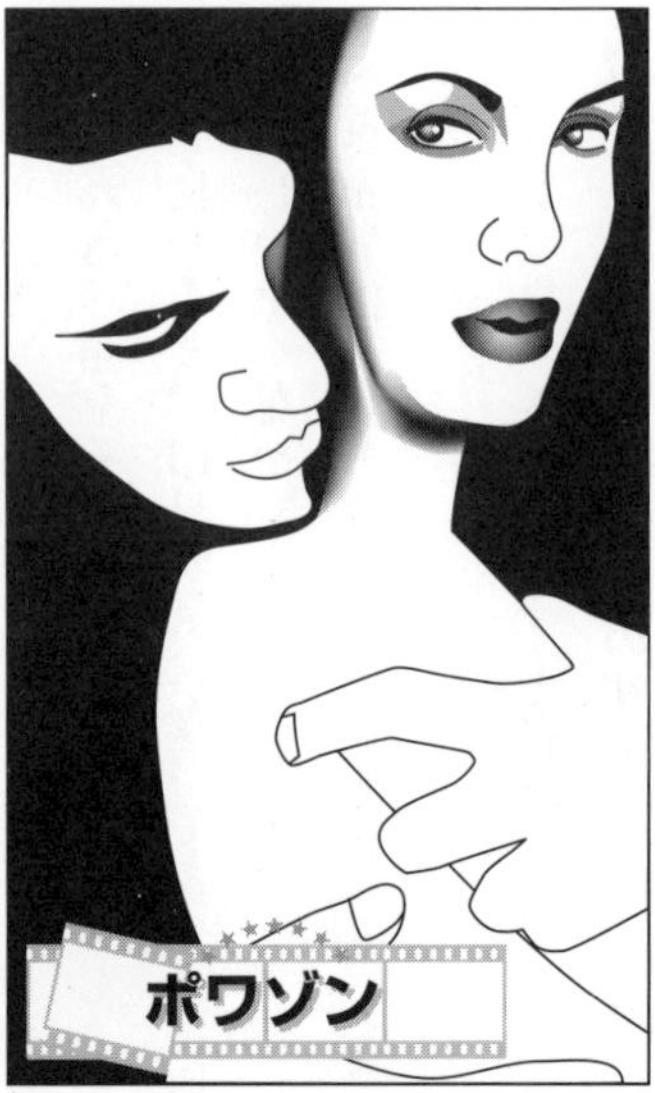

コーヒー農園を経営する美男の資産家ルイス（アントニオ・バンデラス）は、文通で知り合ったまだ見ぬアメリカ人女性と結婚することになります。ところが、港に出迎えた彼の前に現れたのは、送られてきた写真とはあまりに違う美しい女（アンジェリーナ・ジョリー）。ニセモノではないかという疑惑を持ちながらも、彼女にのめり込んでいきます。

「R―18」指定ですから、官能映画と思われがちですが、立派なミステリー。謎めいた展開で話は進行します。

題名通りの、毒のありそうなセクシーシーンは満載です。とりわけ、キスシーンが濃厚。アクション映画『トゥームレイダー』で大ブレイクした官能女優・アンジェリーナの唇のドアップはすごい。彼女の唾液に濡れた唇がたっぷりと描き出されます。

真っ赤な唇をなめる彼女の舌なめずりを鑑賞すれば、生つばを飲み込むほどの唾液の分泌が望め、口臭も気にならなくなるでしょう。

女の唾液・ポアゾン（毒）に溺れて、全財産をなくしたあわれな男の最後の「オチ」にも、ご期待ください。

人の口の中では通常、一日に約一リットルの唾液が出ています。唾液には強い殺菌作用があり、口の中で唾液がサラサラと流れている時は口腔内の微生物の働きを抑制して、口臭のもとになるガスの発生を抑えています。

ところが、中年になると、体を潤す分泌物の量が自然と減ってきます。唾液も例外ではありません。

唾液が不足すると、口腔内に微生物が増えて異常なガスが発生してにおうようになるのです。


『その愛は毒　ポワゾン』

口臭

■口臭
分泌液の不足はシェーグレン症候群がこわい更年期以降の女性は注意

唾液をはじめ涙や性分泌液の分泌障害が起こり、全身の粘膜が乾燥する病気に、シェーグレン症候群があります。

唾液が不足するため、口臭が消えないだけでなく、虫歯になりやすく、食事がのどを通りにくくなります。目も乾きやすいので、慢性の眼精疲労があり、性交渉時に痛みを伴うことが多いです。

圧倒的に女性に多い自己免疫疾患で、更年期以降に起こることが多いです。

完治は難しいですが、診断がつけば、対症療法でかなりＱＯＬ（クオリティ・オブ・ライフ）を改善することができます。

21
歯周病には『隣のヒットマン』

珍しいブルース・ウイルスのコメディー
伝説のヒットマンをめぐる大騒動

美しい歯は、健康な歯ぐきから！

シニカルな大人のコメディー『隣のヒットマン』（〇〇年・米）は、改めて歯の大事さを全編思い知らせてくれます。だって物語の中心は歯医者さんですから。

歯科医師のオズ（マシュー・ペリー）は、義父が残した借金をかかえて火の車。夫婦仲も冷え切っています。

そんな夫婦の隣家に、一七人も殺したという「伝説のヒットマン」ジミー（ブルース・ウィルス）が引っ越してきます。

その殺し屋にシカゴのマフィアが賞金をつけていることを知ったオズの妻は、夫をそそのかし、マフィアに居場所を密告して賞金をせしめようとします。しかも、夫の行動をジミーに告げ口し、殺そうと企てるのです。

しかし、ジミーが簡単にその策略にはまるはずもなく、一方、オズはジミーの妻と恋仲に。登場人物全てが誰かに命を狙われ、同時に全員が殺意を秘め、殺すチャンスを狙っているというシチュエーションは、二転三転のどんでん返しが待っていて、意外な結末を迎えます。

マネーメイキング・スター№1となったB・ウィルスですが、出世作の『こちらブルームーン探偵社』時代を彷彿《ほうふつ》とさせるひょうひょうとしたコメディーセンスを見せてくれます。『グリーンマイル』でアカデミー助演男優候補になったマイケル・クラーク・ダンカンも、ジミーの親友役でいい味を出しています。

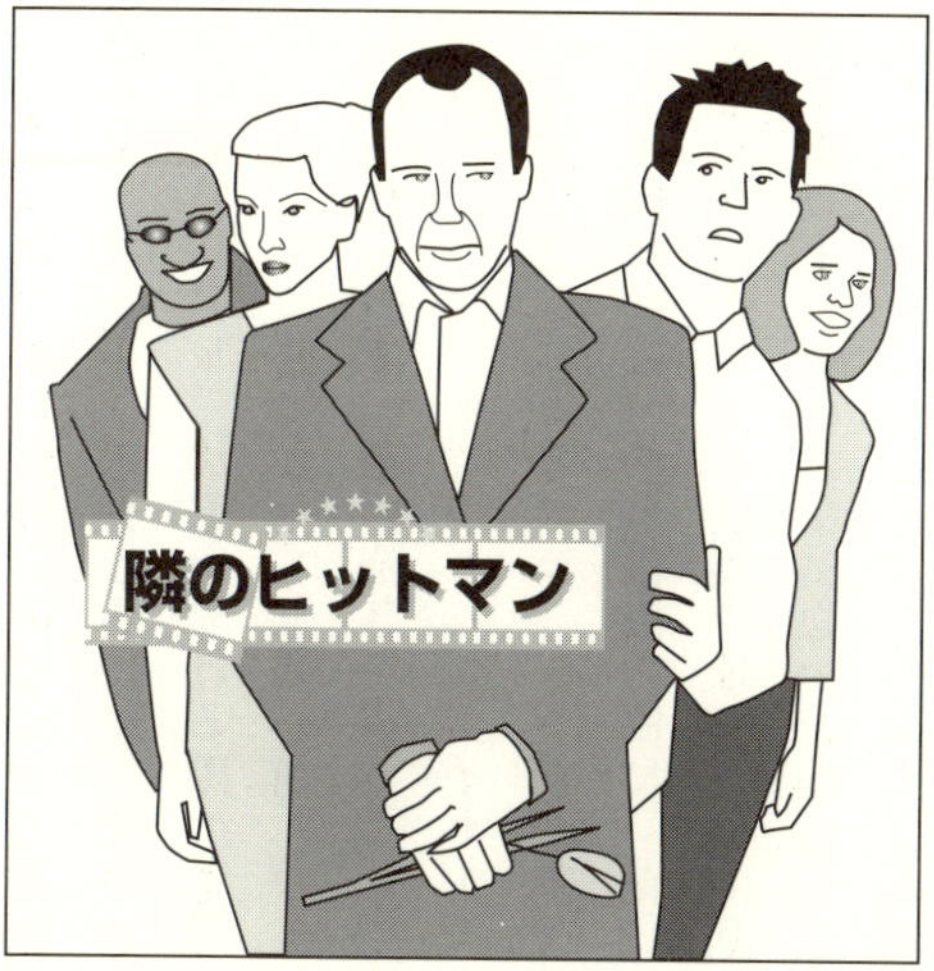

『隣のヒットマン』

歯周病

中心人物が歯科医師。歯型による遺体確認が物語のキーポイントにもなるので、歯科診療所の描写は実にリアル。治療を受ける際の参考になります。歯周病に感染した〝無残な歯〟がアップで映し出されるので、その怖さを再認識してください。予防としては、オズがトップタイトルで実行する超音波ブラシによるブラッシングが効果的です。

「歯周病」は、歯と歯肉の間に「歯周病菌」が感染し、歯を支える組織を壊していく病気です。四十歳以上の人の八〇％以上が歯周病に感染し、六十五歳以上になると二〇％の人は歯周病が原因で歯をなくし、さし歯や入れ歯のお世話になります。

■歯周病

歯磨きは、電動歯ブラシがおすすめ
細菌のかたまりのプラーク除去に効果

歯周病の原因は、歯や歯周ポケットに付着した細菌の塊「プラーク」です。この「プラーク」を効率よく取り除くには、電動歯ブラシがおすすめです。

超音波歯ブラシはヘッド部から出る二万ヘルツ以上の超音波で、口の中の水の分子を振動させ歯垢を剥ぎ取る仕組みです。

歯並びが悪くて隅々までブラシが届きにくい人には特に向いていて、歯周ポケットの中にある歯垢やプラークも落とせます。ただし、振動数が多い分、力を入れすぎるとエナメル質や歯ぐきを傷つける恐れもありますのでご注意を。

22 円形脱毛症には『ニキータ』

女工作員の仕事は美しくなることから。かつらを利用し美しく変身過酷な運命に立ち向かっていく

痛みもかゆみもなく、ある日突然、髪が円形に抜け落ちてはげてしまうのが「円形脱毛症」で、脱毛した部分はツルツル、スベスベしています。原因は、ストレスや過労からくる自律神経失調症と考えられています。

「若ハゲ」はいったんはげてしまうと髪は再生しませんが、「円形脱毛症」は原因のストレスを取り除けば、放っておいても二〜三カ月で産ぶ毛が生え出し、元の黒い髪にもどります。

円形脱毛症になりそうなほど悩みの多い人にすすめたいのが、フランス映画『ニキータ』（九〇年）です。

警官殺しの罪で無期懲役を言い渡された麻薬中毒の不良少女、ニキータ（アンヌ・パリロー）

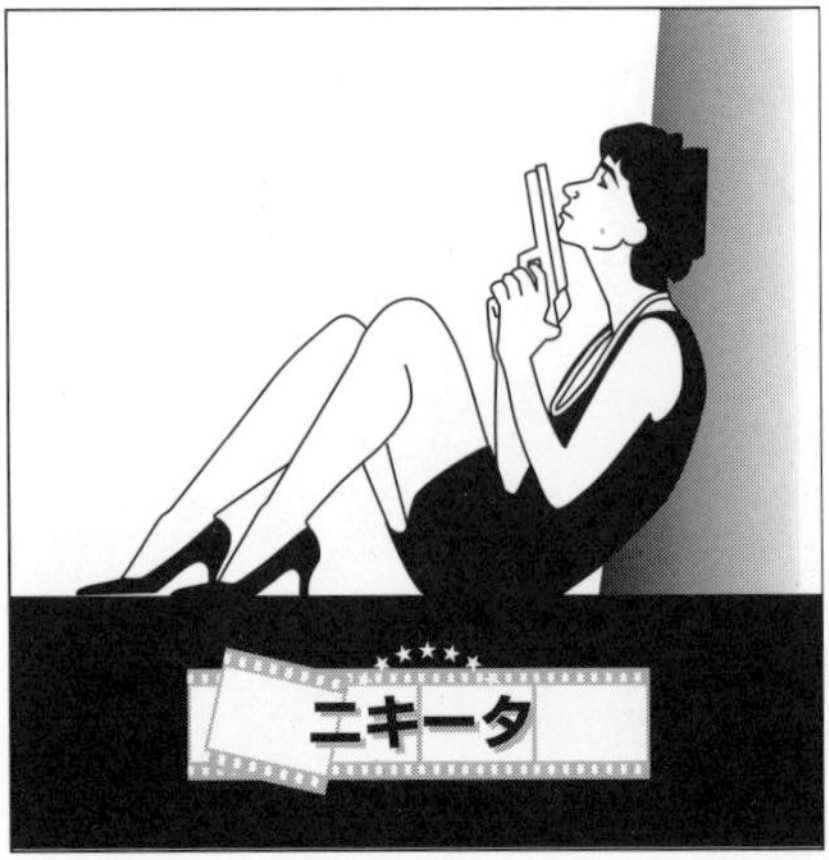

は、凶暴で激しい素質を見込まれ、政府のために働く秘密工作員の候補に挙げられます。断れば死しかないことを知った彼女は、工作員になるべく厳しい訓練を受け入れ、三年後には一流の女工作員として、要人暗殺など重要な任務を任されることになります。

しかし、次々と人を殺すことのむなしさを覚え、恋に逃げ道を見つけようとしますが、恋しても恋人に秘密を持つことに耐えられずに苦悩します。ニキータは、過酷で非常な任務の一方で、少女みたいに壊れやすいデリケートな神経の持ち主なのです。有能な仕事を遂行すればするほど、悩みも深まります。

リュック・ベッソン監督の名を全世界に知らしめたアクション&ロマンで、ハリウッドでリメイク（ブリジット・フォンダ主演の『アサシン』）されるほどの人気を集め、さらに後に『レオン』へ続くもとになった作品でもあります。

全編を通じて、どんよりと靄《もや》がかかったような雰囲気の中で、スタイリッシュなフランス流アクションが展開されます。

女工作員の最初の訓練は、美しくなることです。ボサボサ頭のニキータは、かつらを利用して美しく変身します。そして、どんどん精神的、肉体的に強くなっていきます。

円形脱毛症の妙薬は、脱毛を気にしないことです。そのために、一時的なかつらの利用は効果的です。そして、過酷な運命に泣くニキータに比べれば、あなたのストレスなど「への河童《かっぱ》」だと分るはずです。きっと河童ほどはげる前に回復するでしょう。

『ニキータ』
円形脱毛症

■円形脱毛症

外敵から守ろうとする機能が災い
ほとんどが三カ月で自然治癒

円形脱毛症の原因は「自己免疫障害」で、その引き金が「ストレス」や「自律神経失調症」とされています。

人間の体には外敵から身を守る「免疫機能」が備わっています。それを担っているのが、「白血球」の一種の「リンパ球」です。

この「リンパ球」が、体の組織である毛根を異物と勘違いして攻撃することから脱毛が起こるのです。

ほとんどの円形脱毛症では、約三カ月間の休止期を過ぎれば自然に発毛して治りますが、脱毛箇所が広かったり、さらに脱毛が増えたときは、ステロイド外用薬を塗ってラップフィルムを巻く治療方法があります。

23 しわには『スパイ・ゲーム』

ブラピの救出をレッドフォードが。新旧イケメン対決
しわは人生だけど、やっぱり浅い方がいい

人間の顔のしわが強く印象に残った映画が、名手トニー・スコット監督のサスペンスアクション『スパイ・ゲーム』（〇一年・米）です。

引退を目前にしたCIAで数多くの実績を残してきた伝説の作戦担当官のネイサン（ロバート・レッドフォード）のもとに、部下のトム（ブラッド・ピット）が要人救出に失敗して、中国当局に捕えられたという情報が入ります。

しかし、CIAは米大統領が訪中をひかえているという政治的事情から、トムを見殺しにする方針。そこで、ネイサンはトムを救出するために、引退後の生活のために蓄えた全財産を投げ打って、トム奪回の大胆なゲームを実行しようとします。果たして、成果は……。

時はベルリンの壁崩壊から二年を経た一九九一年。ワシントン、ベトナム、ベルリン、ベイルートと激動する世界を舞台に、知力を駆使した頭脳戦がスピィーディーに展開する白熱のスパイ映画です。

しかし、なんといっても話題はハリウッドの新旧いい男対決。純真で無鉄砲なトムを「レッドフォードの再来」と謳われたB・ピットが、一方、老獪《ろうかい》で冷静なネイサンをR・レッドフォードその人が演じています。二人が役者同士として競演するのは初めて。

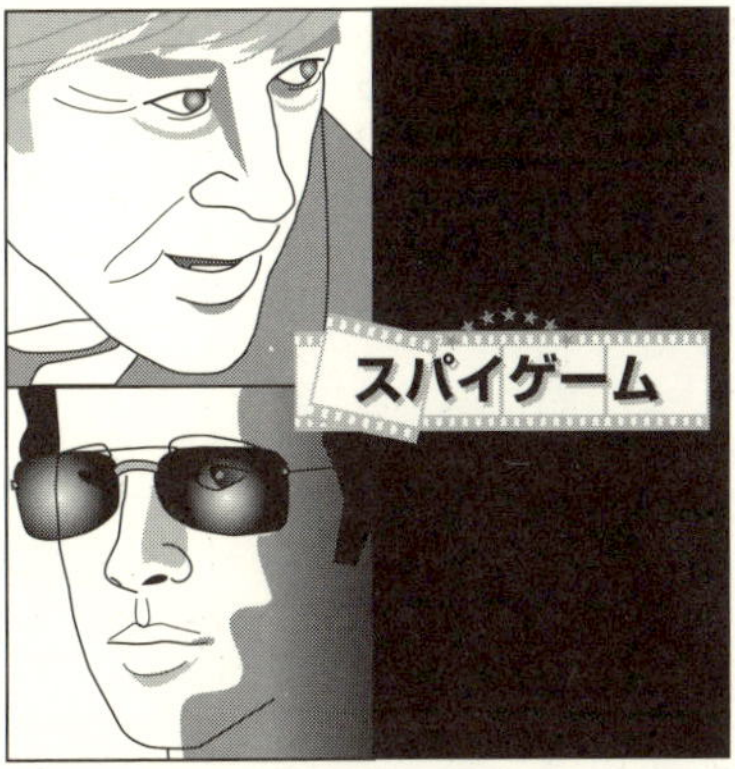

その新旧を明確に分けているのが、レッドフォードの口元に深く刻まれた無残なしわです。

しわは、顔の表情をつくる筋肉と周囲の組織との結合がゆるんで、弾力性の衰えた皮膚にできるタルミやヒダです。皮膚の老化の証拠と言えます。皮膚の張りを保っているのが、真皮にあるコラーゲンですが、これは加齢とともに減少します。

そこで、しわになりにくくするためには、若い頃からコラーゲンをたっぷりとって、老化に備えることが大切です。しわは浅い方が良いと納得した方は、早速コラーゲンをたっぷり食べましょう。

おいしくて、しかもコラーゲンたっぷりなのがふぐ料理です。ふぐは「ふく＝福」につながると、九州、関西人は特に好んで食べますが、難点は天然物が高価なこと。ちょっとぜいたくかもしれませんが、将来が不確かなこのご時世、スパイが暗躍、明日はなにが起こるか分りません。老後の資金をため込むよりも、老いを遅らせるためには、散財は必要です。

『スパイ・ゲーム』を見た後で、グルメに走ってしまいました。

■しわ

ボツリヌス毒素製剤を筋肉に注射の方法もあるが効果は半年

今、話題のプチ整形のひとつに、額の横じわにボツリヌス菌毒素を注入する方法があります。

ボツリヌス菌は食中毒をひき起こす菌で、その毒素には神経からの情報伝達を遮断する作用があります。

そこで、このボツリヌス毒素製剤を筋肉に注射すると、神経がこの毒素を吸収して、神経から筋肉へ情報が伝わらなくなって、その筋肉が動かせなくなります。

その結果、笑いじわが出来なくなるという仕組みです。

適切に行われれば、効果は約半年続きますが、多少表情が不自然になるようです。

24
にきびには『M：i-2』

美男のトム・クルーズなら何でもあり？
顔がペロリの技術は、にきびの「ピーリング治療」に通じる？

人の顔の皮がペロリとはげ、そこに新しい顔がニヤリ笑っている……、アクションスリラー『M：i-2』（『ミッションインポッシブル-2』）の名物場面です。人間の顔が簡単に取り替えられるのなら、にきび面やソバカス顔を、一瞬で取り替えたいと願っている人もいるでしょうね。

『M：i-2』の原案は、一九六〇年から一九七〇年初期にかけてCBCテレビで放送された超人気だった『スパイ大作戦』なのです。当時「この結果に当局は一切関知しない」という通達は、冷たくもカッコよくも聞こえました。

致死ウイルスの行方を追う特別課報員（トム・クルーズ）が、美しき怪盗（サンディ・ニュートン）とともに、不可能（インポッシブル）にしか思えないミッション（敵が破滅的な作戦を実行す

『M：i-2』
にきび

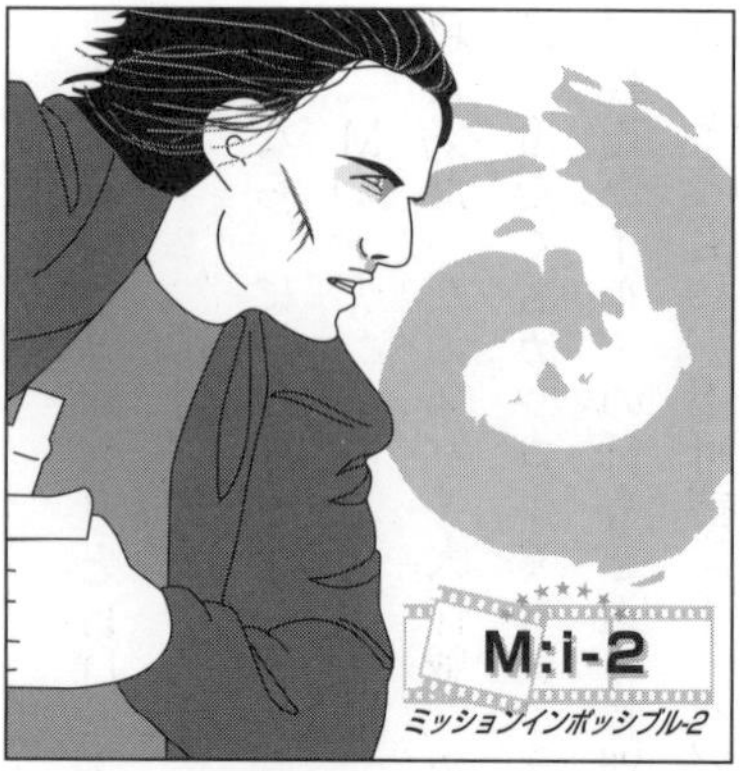

る前に阻止する）に挑むというスパイもの。

　香港の鬼才ジョン・ウー監督の演出で、トム・クルーズが全編を通じて繰り広げるスタントなしのアクションシーンには、文句なくスゴイ。感服してしまいます。

　「アイデアを現代的にするために、二十一世紀のテクノロジーを持ち込む必要があった」と語るウー監督の手法は、数回にわたって登場する変装用の「お面」にもよく表れています。劇中の「お面」の効用は不思議なもので、だれが本当はどんな顔か、疑惑は疑惑を呼び、観客が勝手に想像力を駆り立ててくれます。

　そのベロッとむける「お面」は、「ピーリング」の技術を連想させます。あのハンサムなトム・クルーズの顔だからこそ、妙にリアルで説得力があります。難事件解決のための顔の七変化が、いかにも現代的です。

　医療技術は日々進歩していますが、肌のトラブル、シミやしわ、それににきびのあとなどに悩む人は意外に多いものです。それを解決するために、最近は「ケミカルピーリング」という治療法が大流行です。

ピーリングとは、「皮を剥《は》ぐ」という意味で、皮膚の表面に酸を塗って角質層に浸透させ、角質層の表面を溶かす方法です。にきびの場合、その程度にもよりますが、一般的に二週間に一回のペースで五〜六回の治療が必要です。

ただ効果には個人差があり、健康保険が適用されませんので、あとで高額の治療費を請求されて金銭トラブルになることもあります。

現代医学の進歩は急なので、「お面」作成の技術で、にきびが完璧に治る日もやがて来るでしょう。

『M:i-2』
にきび

■にきび

ホルモンバランスが取れるまでの我慢比べ

顔に出来るにきびの場所は年齢とともに、だんだん下のほうにさがってきます。おでこに花盛りだったにきびが、鼻から頬、あごにだんだん下がってきて、そしてやがて青春のシンボルが姿を消せば、中年、初老です。場所の移動は重力のせいではなさそうです。男性ホルモンと汗腺の関係だと推測されます。

にきび跡を残さぬ秘訣は、触らないことです。取り除こうとムキになって潰したり、過剰な洗浄をしたりすると逆効果です。市販の治療薬も含有物質にアレルギーがあったりすると、余計に悪化することもあります。

にきびとは我慢比べ。ホルモンのバランスがとれるまで待ちましょう。にきび面だったNYヤンキースの松井選手の顔も、大活躍と同時になくなって、いい男になりました。

25

痔には『シティ・スリッカーズ』

痔病の原因はストレス。牛にお尻を突かれた中年のカウボーイ体験
笑いころげて痔がスッキリ

痔はストレスがたまると、確実に悪化する病気です。「恥ずかしい部分」の病気という認識から、ほとんどの人が痛くても我慢します。医者に行かず、ひっそりと市販薬で対処している人が多いのが現実のようです。はっきりしたデータはありませんが、「日本人の成人の三人に二人は痔」と言われています。夫や恋人に「実は私は痔なの」なんて、とても言えませんよね。

きっと、自分自身でも、その部分がどんな状態になっているのかちゃんと見たことがないという人が多いでしょう。マントヒヒのお尻のように腫れ上がった肛門を想像し、余計に痛く感じる人もいるはずです。でも一度、思い切って医師の診察を受けてみてはどうでしょうか。

痔の痛みを忘れさせて、と言うなら、『シティ・スリッカーズ』（九一年・米）です。訳すと、

「都会のへなちょこ」。

主人公は、ニューヨークのエリート・ビジネスマン。ストレス解消のために出かけた旅先のスペインで牛にお尻を突かれて痔になり、余計にストレスがたまります。日常的に痔はなかなかにつらい病気です。彼はもう、うつ病寸前。見かねた妻から「笑顔を見つけてきて」と二週間のバカンスをプレゼントされ、親友二人とともにカウボーイ体験ツアーに出かけます。

そこで起こる都会では体験できない非日常的な出来事の数々……。牧場の夜明け、牛の大群、

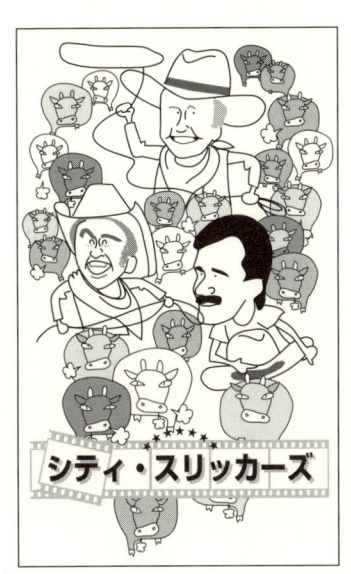

大河の流れと、カメラワークは壮大で、ヒーリング効果も抜群。

痔の主人公が、初めてまたがった馬の背中に揺られて、お尻を浮かせている場面はホント、笑いころげてしまいます。それだけではありません。本物の老カウボーイの素朴すぎる生き方や、都会生活とのギャップに戸惑っている主人公たちの行動は、やることなすことお笑いで、

私は笑いころげました。でも、最後は感動でウルウルとなってしまいましたね。

「人生で一番大切なものは何か」といったシリアスな問題を、こんなコメディータッチに仕上げる力。やっぱり映画はいい、いい！

製作総指揮のビリー・クリスタルの思う壺にはまって、「愛と勇気と有給休暇」が痔の負担を軽快にさせてくれることでしょう。

主人公のように上司に小言をいっぱい言われ、ストレスでうつ病寸前にあるビジネスマンのみなさん、ひとときの清涼飲料水のさわやかさを与えてくれます。

ただ、大ヒットしたこの映画の続編はいまいちでしたね……。

■痔

長時間座る仕事の人、便秘の人、妊産婦が「痔主」になりやすい

運転手やオペレターに痔主が多いのは、長時間座ったままの姿勢がよくないのです。

お尻の重みで肛門付近の静脈が圧迫されて、血の巡りが悪くなるのが原因です。円座などのクッションで予防することができます。

また、便秘の人は排便時に必要以上の力を入れて力む習慣があるために肛門がうっ血して、痔になりやすいのです。適度の便の硬さにコントロールすることが重要です（軟らかすぎる便は、肛門括約筋の緊張を高めて余計に血の巡りが悪くなるので注意！）。

そして、世の女性たちにひと言。出産後の女性のほとんどが一時的に痔になりますが、その後が肝心。一時的でも適切な処置を怠ると、「痔が持病」になってしまいますよ。

第三章

生活習慣病と感染症に――この映画

現代は豊かだけれど弱点がいっぱい。
しあわせな美食の後には、見えないうちに栄養過多、生活習慣病の危険が。
世界を揺るがしたSARSの例を見ても、
目に見えなくても、しぶとくウイルスは生き残っています。

26 肥満には『セブン』

人を裁く七つの大罪に挑むブラピ。死ぬまで食べ続ける大食らい男『セブン』を見れば食欲減退間違いなし

このサイコサスペンス『セブン』を見れば、肥満の恐ろしさがよく分るでしょう。死ぬまで食べ続ける大食らい男の印象が強烈すぎて、あなたの食欲は一挙に減退するのは間違いなし、です。

「ベルトの穴が一つ増えると、寿命が一年縮まる」とは、昔からよく言われていること。肥満は万病のもとで、高血圧、糖尿病、高脂血症を誘発させ、「死の四重奏」と呼ばれています。カロリー過多の現代、栄養価の高い食品は町にあふれています。ふつうに食べていても太ってしまいがち。あなたは好んで、毎日、死に近づいているのかも知れません。こわーい話です。死から遠ざかるためには、摂取カロリーを控えることが第一歩なのです。

ベテラン刑事のサマセット（モーガン・フリーマン）と、血気盛んな新米刑事のミルズ（ブラッ

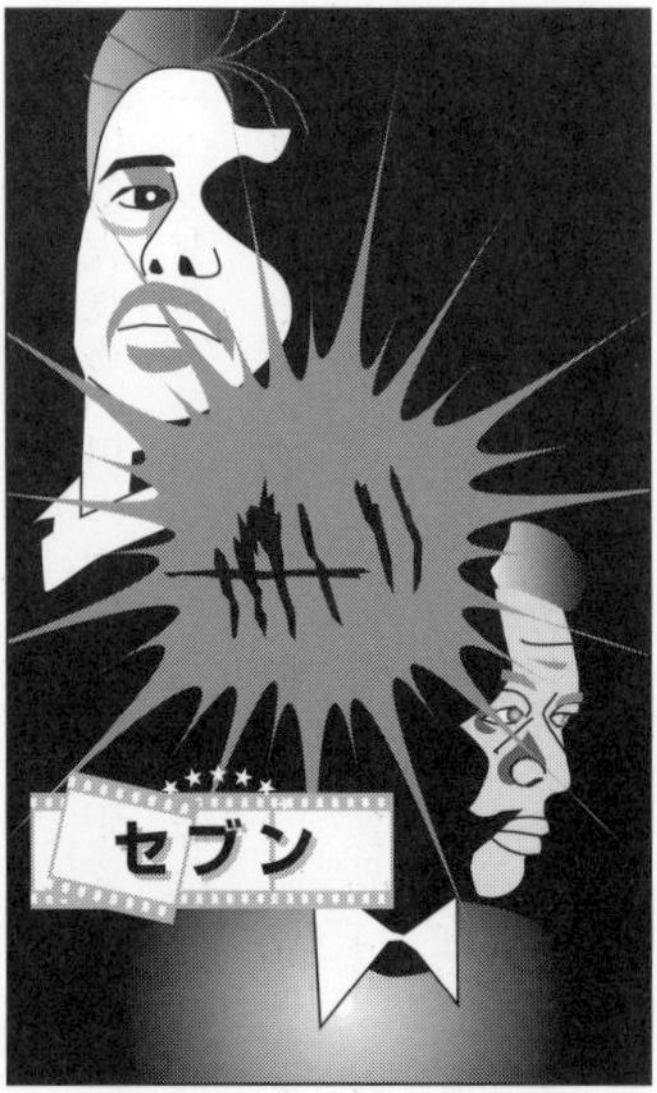

ド・ピット）のコンビが手がけた連続殺人事件は、想像を絶する異様なものでした。

最初の事件。死因は食物の多量摂取による胃の破裂。被害者はなんと、死ぬまで食べ続けることを強要され殺されたのです。現場に残された「GLUTTONY（大食）」の文字から、刑事・サマセットは殺人がキリスト教の七つの大罪（大食・強欲・怠慢・肉欲・高慢・嫉妬・憤怒）に基づき起こるとズバリ推理する。捜査する二人に、いつしか犯人の罠が迫ってくるというのがストーリー。

大食い男の死に様は超ショック。おどろおどろしい殺人現場のシーンに二枚目、ブラピを鑑賞する余裕はありません。薄汚れ、血まみれ、おでこにバンソウ膏を張っていても、いい男はやっぱりいい男です。

共演者の演技も見どころの一つ。モーガン・フリーマンは渋いし、ブラピの新妻役を演じるグウィネス・バルトロウは決して色っぽくありませんが、それがかえって最後のシーンをより不気味に、ショッキングにしています。犯人役のケヴィン・スペイシーは、『アメリカン・ビューティー』の全く冴えないおっちゃんと同一人物とはとても思えないド迫力。見応えがありました。

演出も見事で、懐中電灯で映し出される薄暗い犯行現場、鮮血のメッセージ、解剖場面など、見ているだけで吐き気がします。

そして、恐怖感が募ってきたところで、「ギャー！」と叫びそうになる結末。息を呑《の》んで見終わった後の食欲減退は太鼓判です。

軽く一〇〇〇キロカロリー程度はセーブできるはずです。

■肥満

肥満の理由は明白、食べ過ぎと運動不足

肥満は食べ物から摂取したエネルギー量が、消費されるエネルギー量を上回ること、つまり、食べ過ぎや運動不足で起こります。

自分が食べ過ぎているかどうかの目安になるのが、適正エネルギー量です。適正ネルギー量は、標準体重から算出します。標準体重は身長×身長×22で算出します。たとえば、身長一六〇センチの場合は1・6（m）×1・6×22＝56・3キログラム。

そして、デスクワーク中心であまり体を動かさない人は「25」をかけます。肉体労働をする人は「30」。（56・3×25＝1408カロリー）

中年以上の人のほとんどが、食べ過ぎているのが現状です。太った自分がどんなっているか、毎日お風呂で鏡を見ましょう。

27 ダイエットには『キャスト・アウェイ』

無人島に漂着したトム・ハンクス映画のために入魂の二五キロ大減量

ダイエットに興味を持っている人は実に多いのです。雑誌やテレビでは『ダイエット特集』だらけ。日本の女性は、若い子も中年以降のおばさまたちも、痩せたい願いにかかっているかのよう。男性側の「女性は、ふっくらちゃんの方が……」という声は黙殺されていますよ。

とは言えしかし、日本の肥満者はいっこうに減りません。それはなぜかと言うと、数百万年に及ぶ人類の歴史のほとんどが飢餓との戦いで、飢えたくないという遺伝子を引き継いでいるからです。しかも、現代はおいしいものがどんどん増える飽食の時代、逆に運動量が減少しているのですから、肥満者が減るわけはありません。

そこで、減量をしたい方に絶対見ていただきたいのが、『キャスト・アウェイ』（難船者の意〇〇年・米）です。一九九五年のアカデミー賞六部門を受賞したヒット作品『フォレスト・ガンプ／一期一会』の名コンビ、トム・ハンクスとロバート・ゼメキス監督の感動作です。

トム・ハンクス扮する国際宅配便会社の有能なシステムエンジニアは多忙を極め、秒刻みの生活を送っていましたが、ある日、出張の途中に飛行機事故に遭ってしまいます。

奇跡的に一命は取り止めるものの、無人島に漂着。以降、結婚を誓った恋人のもとに帰るために、孤独で壮絶なサバイバル生活に耐えるのです。

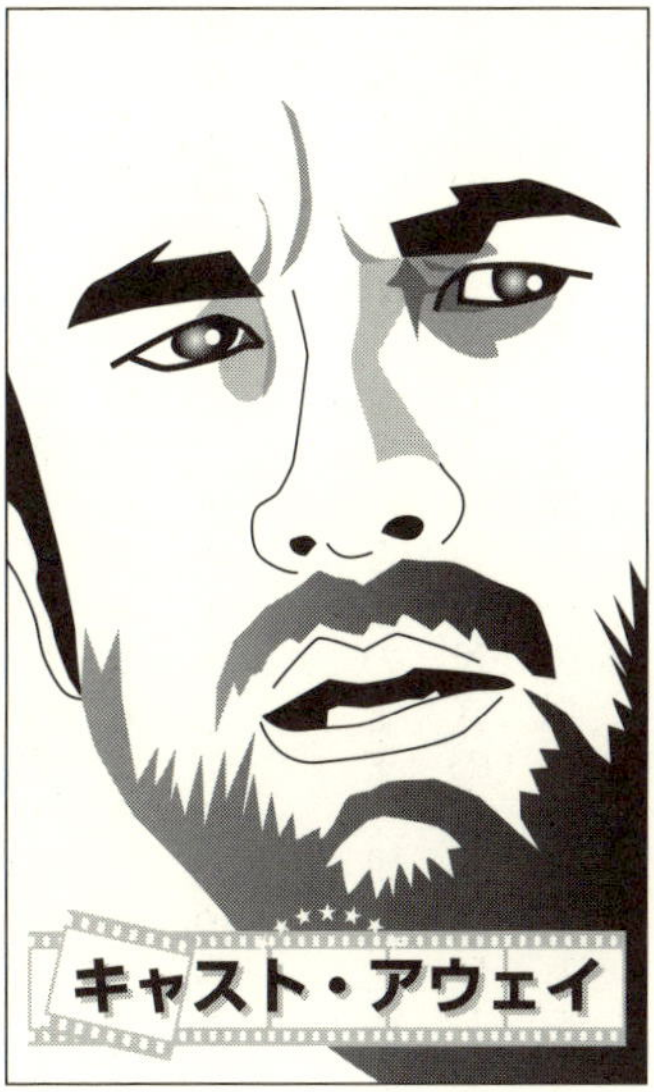

時間を節約してきた男が、時間だけはありあまる状況に置かれるとはなんとも皮肉ですが、とにかく生き延びるために食べ物の確保に奮闘します。

ほとんど一人芝居というトム・ハンクスの入魂の演技の一番の見せ所は、なんと言っても二五キロの減量。サバイバル以前と、以後を見事に演じきったことでしょう。

何十時間ぶりに初めて口にするヤシの実、魚やザリガニの味を想像してみましょう。かつて、人類が生命を維持し、子孫を残してきた原点がここにあります。

我々の遺伝子はあのころのまま、飢餓に備える習性なのです。ですからＤＮＡの意向に反して、ダイエットするのが難しいのは当然かもしれません。

トム・ハンクスは、減量のためにいっさいの肉料理を断ち切ったそうです。減量は、生半可な努力では成功しないのです。

この映画を見れば、切実に減量したいのなら、いかに根性がいるかが分るでしょう。遺伝子に反してでも、絶対絶対やりぬくんだという根性が。

■ダイエット

腹八分で止めるには
ゆっくりとよく噛んで食べる
早食いはダイエットの敵

「そんなに食べていないのに、太ってくる……」というのは、よく耳にする不平です。年をとると基礎代謝量が減ってくるので、若いころと同じように食べていると少しずつ太ってくるのです。

中年太りを予防するコツは、毎日体重を測って、体重増加があれば、元に戻るまで食べ物を減らすことです。

腹八分目で止めるには、良く噛んで、ゆっくり食べることです。早く食べると、脳が満腹だと感じる前に食べ過ぎてしまうからです。

味噌汁などの汁気のものを先にゆっくり飲んで、お腹をいっぱいにしてからおかずを食べるのもおすすめです。

28

動脈硬化症には『ショコラ』

チョコはポリフェノールが多い健康食。甘さが気になるならゴマがいい

チョコレート専門店を開いた母娘

赤ワインが健康に良いと大変なブームになりましたが、赤ワイン同様にポリフェノールを多く含む食品にチョコレートがあげられます。チョコでまず思い出すのがファンタジー『ショコラ』(〇〇年・米)です。

日本人の死亡原因の第一位はガン、第二位は心臓病、第三位は脳卒中ですが、心臓病と脳卒中とも、大きな原因は動脈硬化ですから、実質的な死因の第一位は動脈硬化と言えるでしょう。

動脈硬化に「活性酸素」が深く関わることはよく知られています。体内の細胞や組織を酸化させ、サビつかせてしまうのです。

呼吸をしている限り活性酸素を発生させないで生きることは不可能ですが、活性酸素の脅威か

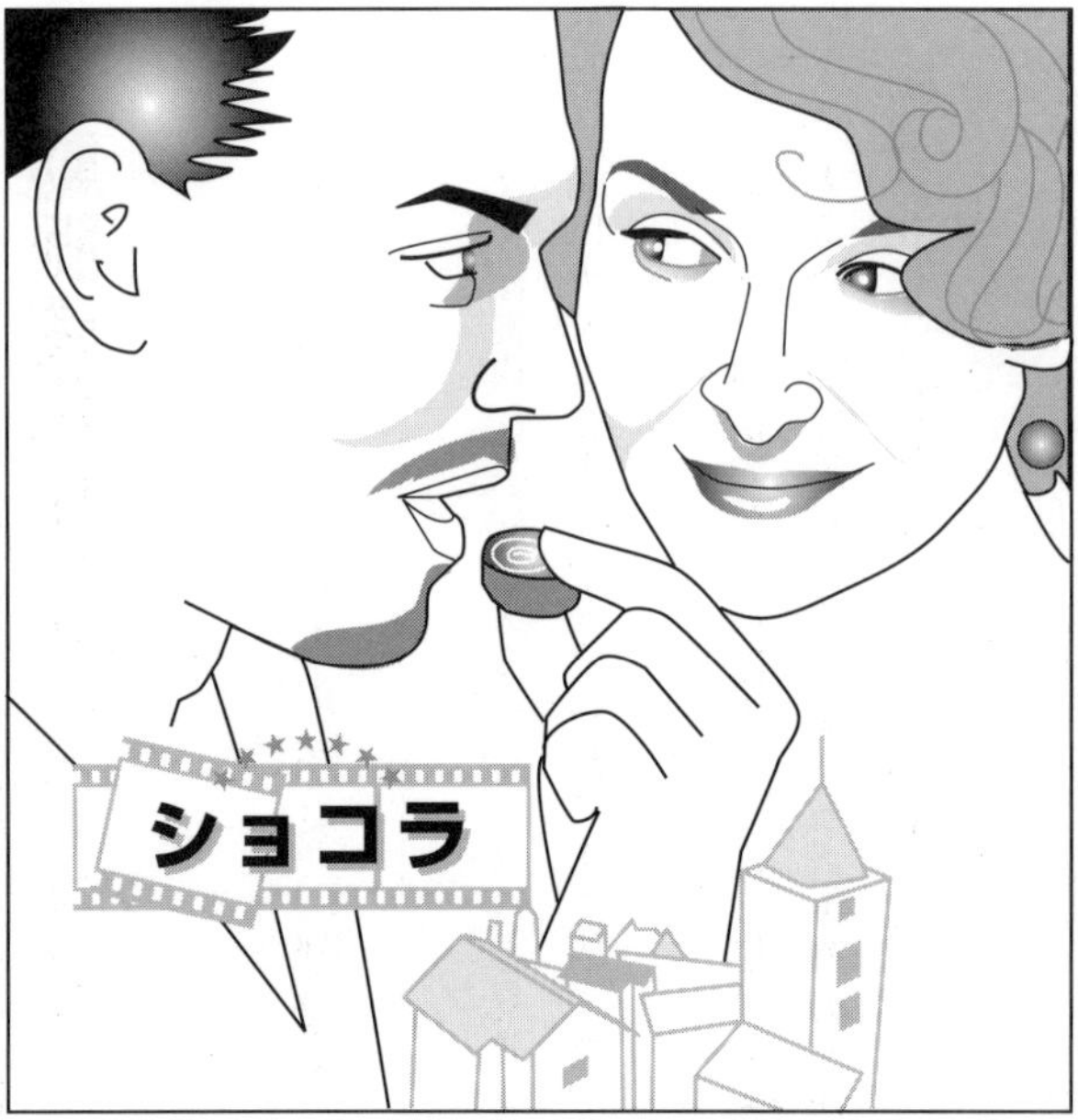

ら身を守る方法はあります。活性酸素を撃退する抗酸化物質（スカベンジャー）を増やすこと、それが動脈硬化を防ぐことにもつながります。スカベンジャーの代表的なものがポリフェノールという物質なのです。

『ショコラ』の舞台は、カソリックの因習に縛られたフランスの小さな村。北風に乗ってやってきた不思議な母（ジュリエット・ビノシェ）と娘が住みつき、チョコレート専門店を開店します。しかし、教会の教えや村のしきたりに従わないため、厳格な村長からよそ者扱いされ、迫害を受けます。村の人々も彼女を避けざるをえません。

ある日、川を下って、ボートピープルの一族が村の川辺にやってきます。そのリーダー（ジョニー・デップ）と恋に落ちるヒロイン。甘～い手作りチョコでとりこにしますが、チョコを口にした村の人々の反応も少しずつ変わっていきます。

最初はモノクロだった村が徐々に明るくなっていくなど、透明感のある映像の色彩感覚が心にくいばかりに効果的です。

『サイダーハウス・ルール』『ギルバート・グレイプ』で人間の性善説を説くラッセ・ハルストレム監督は、チョコレートの甘さとともに人々の温かさ、愛情の甘さも伝えます。絶対に、チョコレートが食べたくなります。

『ショコラ』

動脈硬化症

■動脈硬化症

チョコやゴマがおすすめ

老化の元凶といわれる活性酸素は、我々が生きていくうえでどうしても必要な酸素が、化学反応を起こすときに発生します。ですから、活性酸素の発生を全く予防することはできません。

活性酸素は他の物質を酸化させる力が非常に強いので、細菌やウイルスなどの外敵をやっつけたり、ガン細胞を攻撃する役目を果たしますが、同時に正常な細胞にもダメージを与えてしまい、老化や病気を引き起こしてしまうのです。

この活性酸素の害を予防するのが、抗酸化物質（スカベンジャー）です。

抗酸化物質を多く含むものに「ゴマ」があります。チョコレートでカロリーが気になる方には、ゴマをおすすめいたします。

29 内臓脂肪には『ブロウ』

マリファナ長者になったジョニー・ディップ転落の過程でつくお腹周りの脂肪が妙に気になる

内臓脂肪をなんとかしようと思ってはいるが……、という方におすすめなのが『ブロウ（BLOW）』です。

題名の『ブロウ』とは、マリファアナ、コカインなどドラッグの吸引を意味する俗語です。七〇年代から八〇年代にアメリカに出回ったドラッグの、実に八〇％以上を取り扱った実在の人物、ジョージ・ユングの半生を赤裸々に描いたヒット作です。

ジョージは働き詰めに働いても貧乏から抜け出せない実直な父と、貧乏を心底嫌う母を見て、「金がほしい、いい生活がしたい」と思いながら成長します。

やがて家を飛び出したジョージは、マリファァナの運び屋になり商売の才気を発揮して、コロンビアのコカインの生産と販売を支配する闇カルテルのボスに見込まれたことから、アメリカの裏世界のキングにのぼりつめていきます。金、権力、名誉、女。「アメリカ」の全てを手に入れたかと思われました。が、しかし……。

ジョージ役を演じるのは、ハリウッドきっての実力派俳優ジョニー・ディップ。この作品でも鬼気迫る演技を披露します。さりげない芸にも唸ります。絶頂期にあったジョージが、転落していくにつれて、お腹の周りに脂肪がつき、ぶよぶよとぶざまなスタイルになっていくのもその一つ。

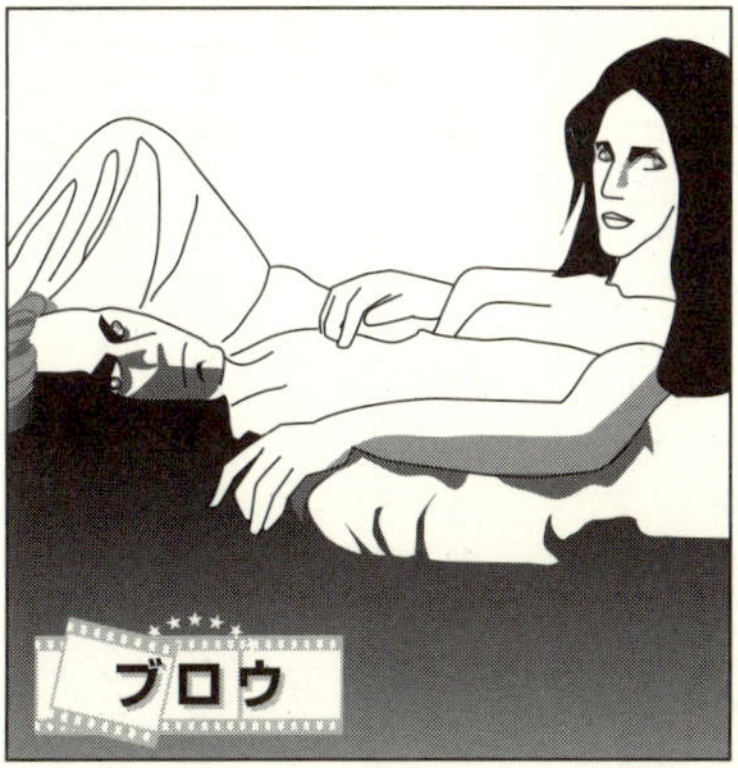

話題のホットなスペイン女優のペネロペ・クルスが演じる美貌の妻が、彼から去って行くシーンがありますが、ジョージのお腹の周りの脂肪を見ていると、妙に納得してしまいます。

肥満には成人病に関係する肥満と、そうでない肥満があります。関係あるのは内臓に脂肪がつく『内臓脂肪型肥満』。動脈硬化や高血圧、糖尿病を促進し、心筋梗塞や脳卒中などの突然死につながります。

内臓脂肪は腸の外側にある腸間膜というところに蓄積されるもので、増加するとお腹の周りに脂肪がついて、「ビール腹」とか「ビア樽型」と言われ、成人病になりやすくなります。

と同時に外見的に言って、とても格好の悪い肥満です。

このビデオを見て、思わず自分の腹回りに手がいったアナタは、健康のためだけではなく、家族に愛想をつかされないためにも、醜い内臓脂肪をなんとかしようと思うはずです。

風に吹かれて（ブロウ）のジョギングがおすすめです。

■内臓脂肪
下半身デブの「洋なし型」より内臓脂肪の「りんご型」の方がこわい

下半身に脂肪がつくと、体は「洋なし」の形になります。皮下脂肪が多いタイプで、下半身デブと評される女性に多い体形です。

ウエストの部分に脂肪がつくと、体は「りんご」の形になります。これは内臓に脂肪が多いタイプで、皮下脂肪よりずっと強敵。ビール腹と称される男性に多い体形です。

どちらが寿命に影響するかと言えば、男性に多い「りんご型」肥満です。ですから、男性の平均寿命は女性より七年も短いのです。

幸い「りんご型」の内臓脂肪は、減量と運動によって減らしやすい脂肪です。

大きなお尻はなかなか小さくなりませんが、出っぱったお腹を引っ込めるのは、意志次第です。がんばりましょう。

30
高脂血症には『初恋のきた道』

中国の悠久の大地を少女は美しく走る走る
現代病高脂血症にならないために、あなたも歩け歩け

栄養過多と運動不足が生活習慣病の要因だと分っていても、毎日運動するには気力がいります。毎日の運動が長続きしない方に見ていただきたいのが、このビデオ『初恋のきた道』(〇〇年・米=中)です。

『赤いコーリャン』『菊豆』など、重厚な原色映像で情念を描いてきた鬼才チャン・イーモウ監督が、さわやかな人間賛歌を描いてベルリン国際映画賞銀熊賞を受賞した作品です。

舞台は中国華北の美しい村。父の訃報を聞いて帰郷した青年は、嘆き悲しむ母親が、町の病院にある父の遺体をどうしても、車ではなくて人に担いでもらって自宅に連れ戻りたいと言い張って、周囲を困惑させているのを知ります。

『初恋のきた道』
高脂血症

それには深い理由がありました。

母はもういちど、「初恋の道」を一緒に通りたかったからです。

その「初恋」は、今や村の伝説となった感動的な物語でした……。

十八歳のディ（チャン・ツィイー）と新任の小学校教師のけなげで一途な恋心をつなぐのは、都会と村を結ぶ一本の道です。

真っ白な雪原、ピンクの花畑、青々とした草原、黄金色の麦畑と、うつろいゆく四季の中で、少女はその道をいつも走っています。

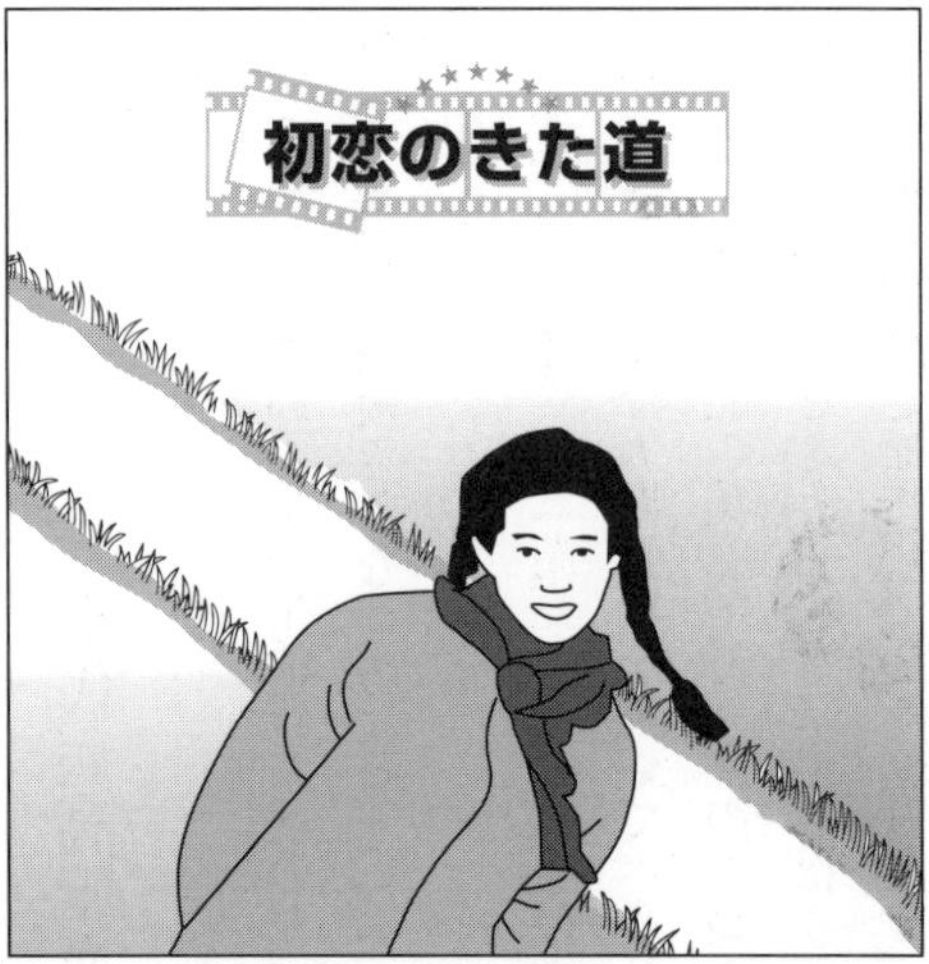

馬車を追いかけて走る。わき目もふらず、息も切らさずに走る。彼の好物の餃子を抱えて、白樺の林を駆け抜ける少女が振り向くたびに、左右に編んだおさげ髪がはねて観客の心を浄化します。

ノスタルジックな中国悠久の大地を、元気いっぱいに走るチャン・ツィイーの「感動走法」は見るものの心を揺さぶります。

食べ過ぎ、飲み過ぎ、運動不足で増えすぎたコレステロールや中性脂肪は、血液をドロドロにして、「動脈硬化」を引き起こし、「心筋梗塞」や「脳梗塞」の原因となります。

食生活を改め、毎日運動して、「高脂血症」をコントロールすることが、ボケずに長生きする秘訣です。

毎日続けるのがしんどい時は、この「感動走法」を思い出しながら走ると、無味乾燥のジョギングも、きっと長続きするでしょう。


『初恋のきた道』

高脂血症

■高脂血症
運動療法も大事
少し汗をかく、ややきつめの運動を毎日三〇分

高脂血症は代表的な生活習慣病です。治療には生活療法と薬物療法があります。

生活療法には、食事療法と運動療法があり、高脂血症の患者さんが体重をコントロールして、コレステロールや中性脂肪の値を減らしていくためには運動が欠かせません。「多少汗をかく、ややきつめ」の運動を「毎日三〇分間行う」のが理想的とされます。

ゆっくりのジョギングや早足のウォーキングがおすすめですが、高血圧症や、心臓や肺に病気がある人は、運動を始める前に必ず医者のメディカルチェックを受け、運動量の指示を受けるようにしてください。

31 痛風には『グラディエーター』

半端ではない痛風の痛み 英雄ラッセル・クロウの筋肉美と精神力なら耐えられる？

二〇〇〇年度アカデミー最優秀作品賞に輝いた壮大なスペクタクル巨編『グラディエーター』（剣闘士の意）の舞台は、西暦一八〇年の大ローマ帝国。時の皇帝アウレウスは次期皇帝に、自分の息子コモドゥス（ホアキン・フェニックス）ではなく、英雄マキシマス将軍（ラッセル・クロウ）を指名することにしていました。

それを知った冷酷非道な息子は、父親である皇帝を暗殺し、同時にマキシマス将軍の命も狙います。それればかりではありません。将軍が愛する妻と長男をも惨殺してしまいます。

将軍は新皇帝が放った刺客からかろうじて逃れますが、その地位を剥奪され、剣闘士にまで身を落とします。ローマの巨大コロシアムで群集の見世物として、生死を賭けた闘いを続ける剣闘士。彼はそうした逆境の中で、新皇帝への復讐の機会を虎視《こし》眈々《たんたん》と狙っています。見事な演技でアカデミー賞主演男優賞を獲得したクロウ。その鍛えぬかれた筋肉美と見事な男っぷりにクラクラする作品です。

戦闘シーンも激烈で、腕を剣で切り裂かれたり、戦車に轢《ひ》かれたり、虎に噛み付かれたり、そのつど返り血がドバーッ。思わず「痛そう……」と叫んでしまいます。

今の高蛋白《たんぱく》食、高脂肪の時代に、増え続けている病気が痛風です。

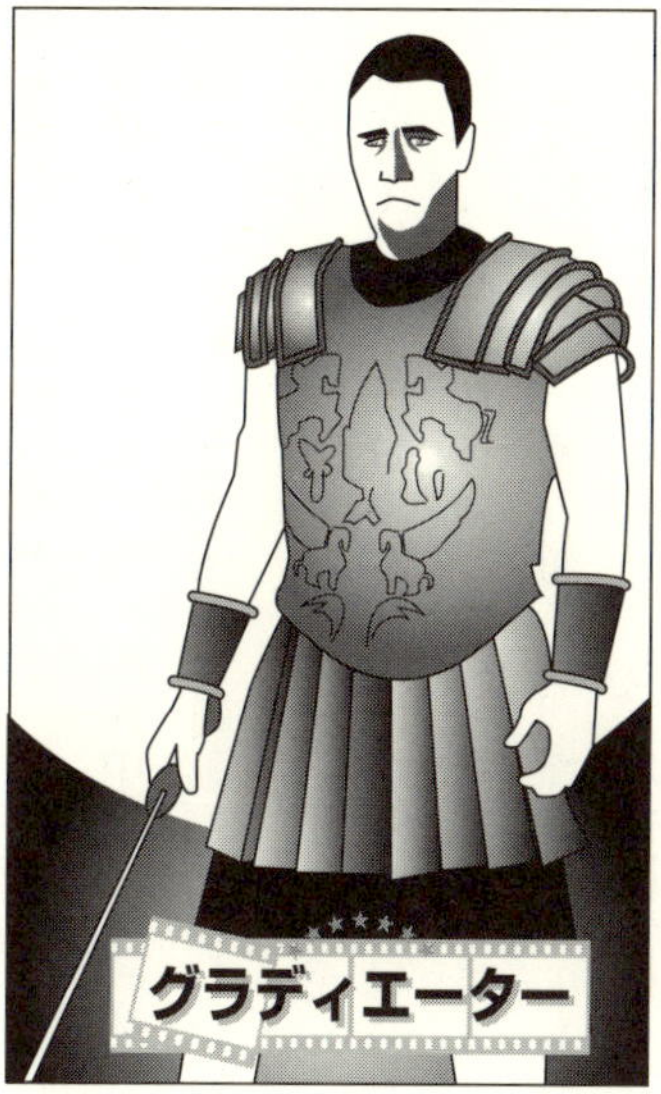

『グラディエーター』

痛風

その典型的な症状は「ある日突然、足の親指の付け根が腫れて激痛が走る」というもので、その痛みは並たいていではなく、「風が吹いても痛い！」と大の男がうめき声をあげ、うずくまるほどの痛さです。

医学的には、血液中の尿酸の濃度が高い（高尿酸血症）ことが原因です。尿酸は体内で作られる物質の一つですが、脂肪や蛋白質などを食べ過ぎると、尿酸の量が増え、血液に溶けきれない尿酸は結晶化して、狭い関節中にたまって、とげのようにイガイガと関節を刺激し、激しい痛みを起こすのです。

剣闘士奴隷・クロウも徹底的に痛めつけられます。でも、強い精神力で平然と耐え抜きます。強烈な打撃による一瞬の痛みと、風が吹いても痛いという痛みは、どちらがつらいのでしょう。半端ではない痛風の痛さ。しかし、食生活の改善で十分予防は可能です。

痛風発作が起こる前に、まず食生活に気をつけてください。

■痛風

レバー、イワシ、ブリ、カツオに要注意

尿酸は、細胞の核に含まれる「プリン体」という物質が代謝されて出来たもので、様々な食品に含まれています。

「プリン体」を多く含む食品は、もつ、レバーなどの内臓類や、イワシ、ブリ、鰹節などで、アルコール類では、特にビールに多く含まれます。

汗をいっぱいかいたお父さんが、焼き鳥のもつ焼きで生ビールをグビッと飲んで帰宅後、真夜中に痛風発作でのたうちまわり、病院に担ぎ込まれるといったケースが多いです。

それでは、プリン体の少ない蒸留酒なら大丈夫かと言うと、そうでもなく、アルコール類はすべて尿酸値を上昇させます。プリン体を少なくしたビールが発売されていますが、安心して飲み過ぎるのは厳禁です。

32

風邪には『白いドレスの女』

キャスリン・ターナーの、白いドレスの誘惑の罠
白い女は怖いとゾッとしたら熱もひく

風邪をひくと熱が出ます。これは、熱によって体に侵入してきたウイルスをやっつけようとする体の防衛反応なのです。だから、むやみに熱を下げない方が早く治る場合もあります。とは言え、熱っぽい体だと、とてもしんどい。その熱を心底から冷ましてくれるのが、このサスペンスロマン『白いドレスの女』（原題は『BODY HEAT＝火照った体』八一年・米）です。

女好きのハンサムな独身弁護士ネッド（ウィリアム・ハート）が、白いドレスのセクシーな人妻マティ（キャスリーン・ターナー）に誘惑され〝恋仲〟になってしまいます。そして、二人は邪魔になった大金持ちのマティの夫を、共謀して殺してしまう。ところが、マティは夫の財産目当てに、ネットを利用しただけだったというのがストーリー。

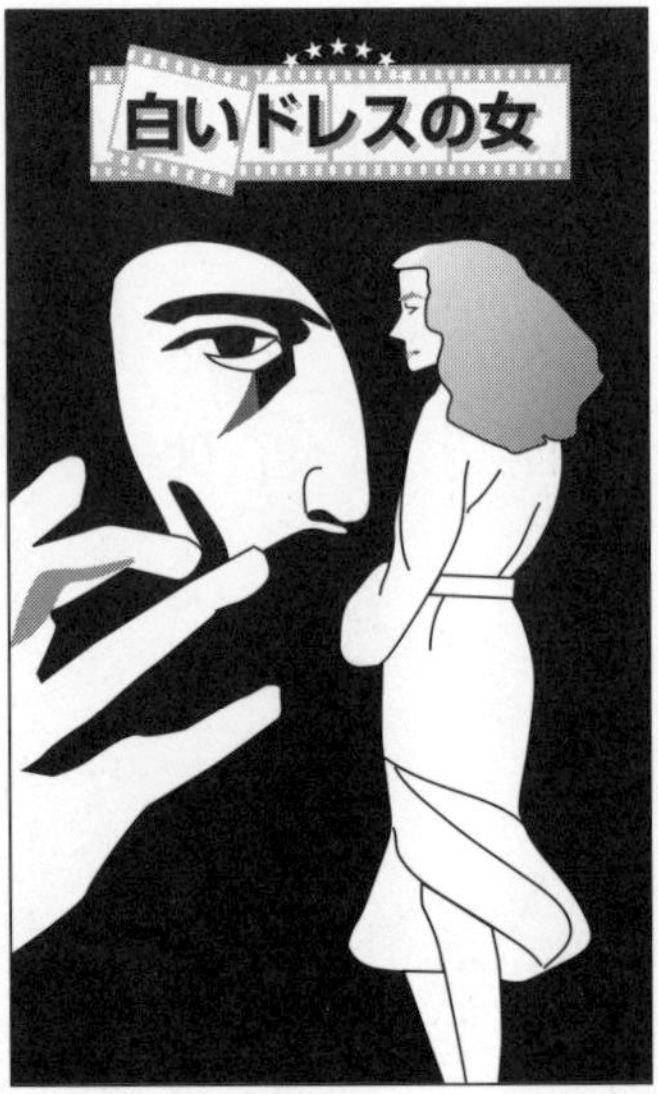

最近この手の夫婦殺人の事件が頻発しています。男に殺人までさせてしまう女の誘惑のテクニックは怖いですヨ〜。

例えば、散々思わせぶりでその気にさせた後、部屋から追い出すのだから、ハンサム弁護士はもう追っかけるしかない。ガラス戸をぶっ壊して彼女の家に飛び込む。と、今度はお待ちしていましたとめらめらと燃え上がる熱いラブシーンへ。白いブラウスからのぞく汗ばんだ肌、真っ赤なスカート、真紅の絨毯にひろがるマティの長い髪。強烈です。

激しい「大人の火遊び」の後、バスタブに氷を入れて火照った体を冷やすシーンは、見ている方もホッとするけれど、どこかに火遊びの余韻が残っていて……という感じ。

まだ売れない頃のミッキー・ロークが、爆薬作りのチョイ役で出ていますが、シャープな感じでグー。懐かしの映画はこんなところにも楽しみがあります。

まぁ、最初から最後まで、登場人物の誰もが汗をかいて、「暑い、暑い」と口にするので、見ている方も熱くなってしまいますが、ラストシーンで背筋がゾッ。きっと、「これくらいの熱、どってことないや」と思うはずです。

医学的に言えば、体温が四三度以上になると、人間は死んでしまいます。体内の蛋白質《たんぱくしつ》がゆで卵のように固まってしまうからです。

ゆで卵がどうやっても生卵に戻らないように、いったん固まった蛋白質は元に戻りません。燃え上がる恋も四三度以下にしましょうね。

でも、恋で死ねたら本望という情熱的な男性は魅力的です。

『白いドレスの女』

風邪

■風邪

ウイルスは怖い！

風邪の原因はほとんどが呼吸器ウイルスです。病原性微生物（病気の元になるとても小さな生物）には、細菌とウイルスがあり、どちらも感染すると熱が出ますが、その違いは細菌には一般的な抗生物質が効きますが、ウイルスに効く薬はとても限られていること。

近年、インフルエンザ・ウイルスの特効薬が開発され、威力を発揮しています。医者たちがいっせいに使って、薬不足にヤキモキした年があるほどです。これだけ医学が発達しても、「風邪の特効薬を発明すればノーベル賞ものだ」という通説があるのはこのため。

ウイルスは未解明な部分が多く、新しい種類が登場します。世界中がパニックになったSARSウイルスは、菌の恐ろしさと、人間社会のもろさを教えてくれたのでしょうか…。

33 結核には『ムーラン・ルージュ』

結核菌はしぶとい。二十一世紀の今なお健在　それを教える美貌のキッドマンの死

結核は過去の病気と思われがちですが、とんでもない。私たちの周りに結核菌はしぶとく生き残っており、感染する人の数も意外なほど増加しています。結核の怖さを教えてくれるのが、ミュージカル大作『ムーラン・ルージュ』（〇一年・豪＝米）です。

時は十九世紀末、舞台はパリのナイトクラブ「ムーラン・ルージュ」。そしてヒロインがクラブの歌姫で高級娼婦のサティーン。

カンカンの踊り子がスカートまくりあげて大狂乱のクラブの中で、彼女は空中ブランコに乗り、「今宵のお相手」を決めるのです。

ある夜、彼女の目に止まったのは、ハンサムだけど、お金のない作家志望のクリスチャンでし

た。

二人はサティーンのパトロンの公爵の目を盗んで激しく愛し合うようになりますが、待っていたのは悲しい結末です。

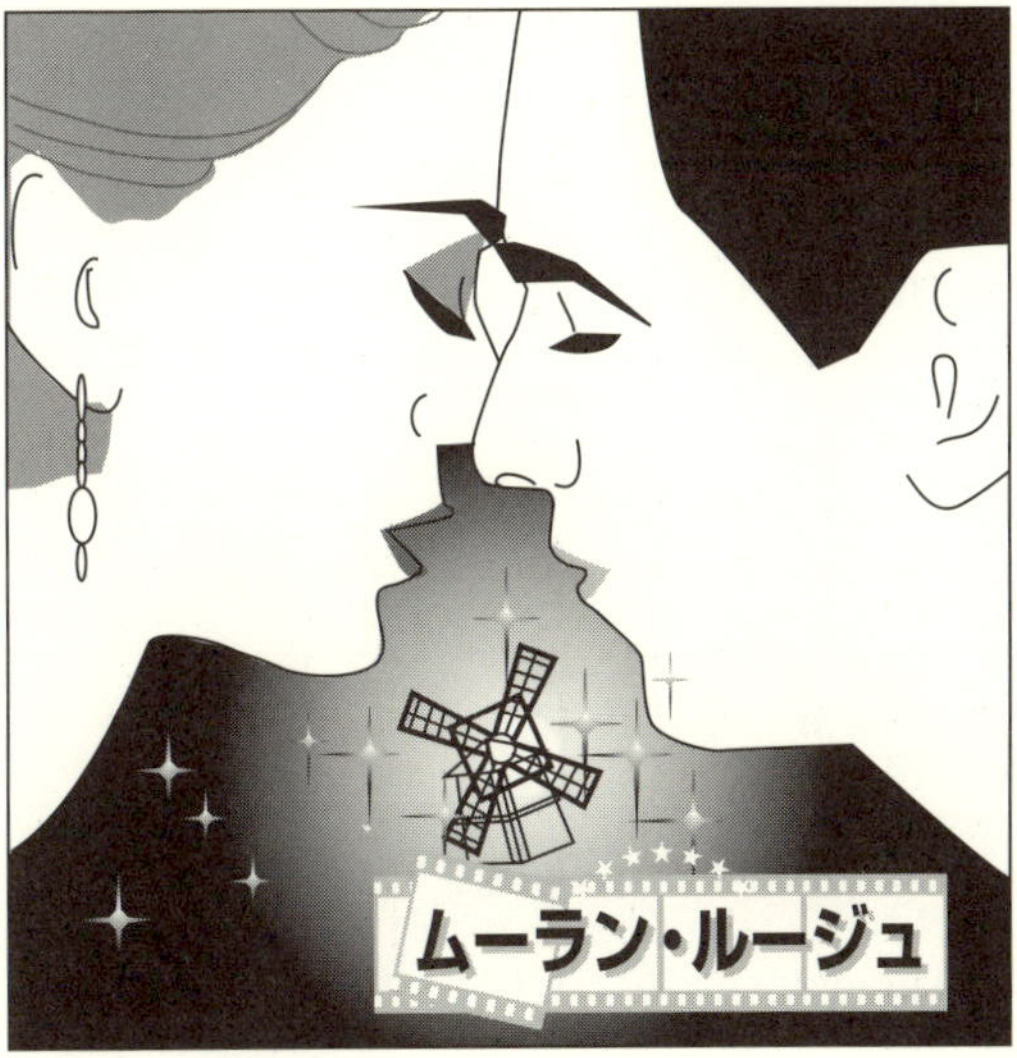

彼女が結核だったのです。サティーンを演じる主演のニコール・キッドマンは、ため息が出るほど美しい。透き通るような真っ白な顔、赤い唇から流れる真っ赤な血は絵のようにエロチックで、「美人薄命」なヒロイン役にはピッタリ。すごみを感じます。

あなたが思わず口づけしたくなるほど鮮やかな唇。でも、いくら美人でも、キスすれば結核菌が感染します。

せきをした時に肺の奥から吐き出されるシブキはとても危ないということを、このビデオで

『ムーラン・ルージュ』

結核

再認識しておいてください。

わが国でいま死亡率一位の病気と言えばガンですが、一九三五年から五〇年までトップを独占してきたのが結核でした。医療の進歩で抗結核剤が次々と発見されて、結核で亡くなる方は減りました。

このため過去の病気だと思われがちですが、現実はそうではありません。抗結核剤が効かない耐性菌も新たに現れており、油断大敵なのです。

鮮やかな赤色の血を吐く「喀血《かっけつ》」がそのシンボリックな症状ですが、この血液の中には結核菌がうじゃうじゃいるので、最も怖い感染源となります。

■結核
確定診断は痰で
接触による感染には注意

結核の診断に最も活用されているのは、胸部のX線撮影です。これは、会社や学校の定期健診では必ず組み込まれています。

結核があると、レントゲン写真上に病巣は影となって現れてきます。ところが、肺ガンや細菌性の肺炎との識別が難しい場合がよくあります。

最も確実な診断は、痰《たん》の中から顕微鏡で結核菌を検出することです。結核菌の数によって重症度を決めます。

痰そのものから結核菌が検出された場合、接触していた人に感染している危険性は大きく、症状がなくてもX線検査やツベルクリン反応検査を受けなければなりません。

34 食中毒には『WASABI』

食中毒の予防に日本のワサビ
刑事ジャン・レノは大量のワサビ使い。広末涼子が大健闘

夏場になると食中毒が話題になります。O157の時の、あのカイワレ騒動はいったい何だったのでしょうね。

刺し身やすしなど、食中毒を起こしやすい生の魚介類を好む日本人は、生活の知恵として、昔から殺菌作用の強いワサビを活用してきました。

ワサビはわが国特有の香辛料で、清流に洗われるような自然環境でしか生育できません。だから天然ものは高価です。

ワサビの辛み成分は、シニグリンという配糖体で強い殺菌力を持っています。これはすりおろすことによって、酵素の働きで活性化されます。食欲増進作用もありますが、刺激が強いので食

べ過ぎると、胃潰瘍や十二指腸潰瘍を悪化させることもあります。

このワサビがずばりタイトルとなった映画があります。製作・脚本のリュック・ベンソン監督が『レオン』以来七年ぶりにジャン・レノを起用して、日本を舞台に繰り広げるサスペンス・アクション『ＷＡＳＡＢＩ』（〇一年・仏）です。

強引な捜査でトラブルの絶えないパリ市警の刑事ユベール（ジャン・レノ）には、生涯忘れられない女性がいました。日本で特殊任務についていた頃に愛した日本女性のミコ。ところが、ミコはある日突然彼の前から姿を消し、音信不通となっていました。そして、一九年後に突然ミコの訃報が届きます。

彼への遺言が残されていると知らされ、早速、日本に飛んだユベールに残されたミコの遺品は、ユミ（広末涼子）という娘でした。二億ドルの預金と共に残されたユミは、ユベールの実の娘だと言うのですが……。

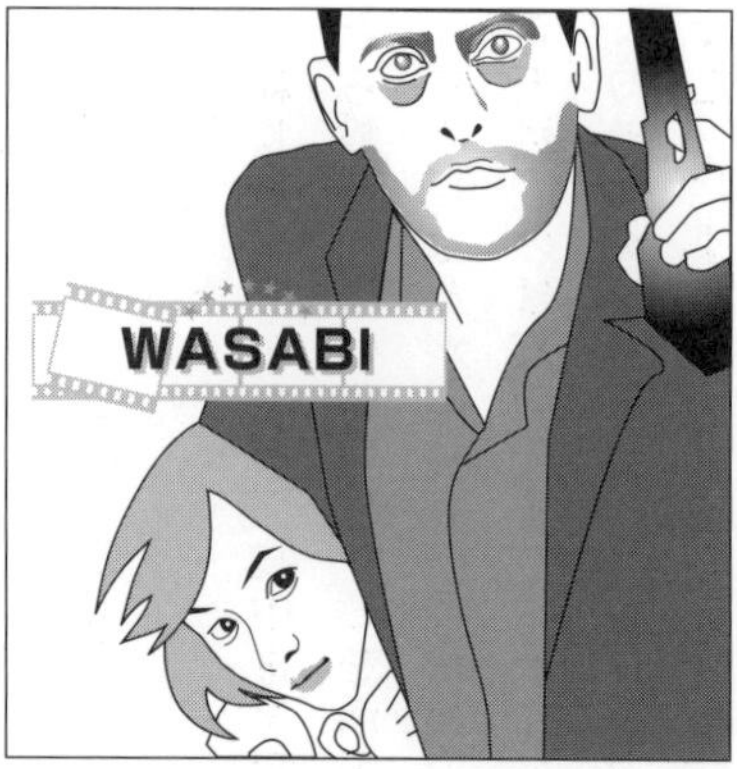

ジャン・レノのぶっ飛ぶような重いパンチと、フランス語をかろやかに話す広末涼子の軽いジャブが絶妙のコラボレーションです。

ジャン・レノのかつての同僚で日本に住みついた相棒モモ（フランスの名脇役、ミシェル・ミューラー）と作戦を練りながら、ジャン・レノはワサビをパテのように塗って、パクパクと食べます。二度と日本の女の中毒になりたくないからでしょうか。

フランス人がなぜ、あんなに平気でワサビを食べられるの？

ジャン・レノの食べっぷりを見たら、あなたもワサビをたっぷり食べて、食中毒や女中毒から身を守ろうという気になるでしょう。

『WASABI』

食中毒

■食中毒

同じ物を食べても、なる人とならない人
腸内の善玉菌の差が大きい

同じものを食べたのに、食中毒になる人とならない人があります。

これは、腸の中に住み着いている腸内細菌の善し悪しで決まります。乳酸菌などの善玉菌が多いと、病原菌が体内に入っても発病しないのです。

善玉菌を増やすには、生きたビフィズス菌を含んだヨーグルトを食べて、善玉菌のえさになるオリゴ糖を食べることです。ロシア・コーカサス地方の長寿の秘訣はヨーグルトにあると、家庭で作れるカスピ海ヨーグルトがブームになっています。

オリゴ糖はバナナや蜂蜜や大豆に多く含まれています。

35
レジオネラ症には『千と千尋の神隠し』
温泉ブームの昨今、要注意はレジオネラ感染
目に見えない汚染物質の蓄積は妖怪よりもずっとコワい

宮崎駿監督作品は自然と人間がテーマ。『風の谷のナウシカ』『天空の城のラピュタ』『となりのトトロ』『魔女の宅急便』『もののけ姫』など、作品全てがその年の話題作となり、ヒットを飛ばし続けてきました。それが世界的な規模となり、一挙に評価を受けたのが『千と千尋の神隠し』(〇一年)です。

観客動員数日本新記録を樹立し、日本アカデミー賞受賞に輝いたばかりか、本家・アメリカのアカデミー賞、ベルリン国際映画賞金熊賞など、世界各国のアニメ関連の受賞枠を占拠し、日本の映画ファンが溜飲を下げた超話題作です。

主人公の十歳の少女・千尋は、両親とともに引っ越し先へ向かう途中、好奇心から不思議なト

『千と千尋の神隠し』
レジオネラ症

ンネルをくぐってしまいます。

そこには奇妙な町並みが続いていました。空腹の誘惑に負けた両親はそこに用意された料理を食べてしまい、豚に変身してしまいます。

取り残された千尋は両親を救い出し、人間の世界にもどるために、次々と起こる困難に立ち向かっていきます。「千尋」という名前を奪われ、「千」という名で風呂掃除の働き手となります。

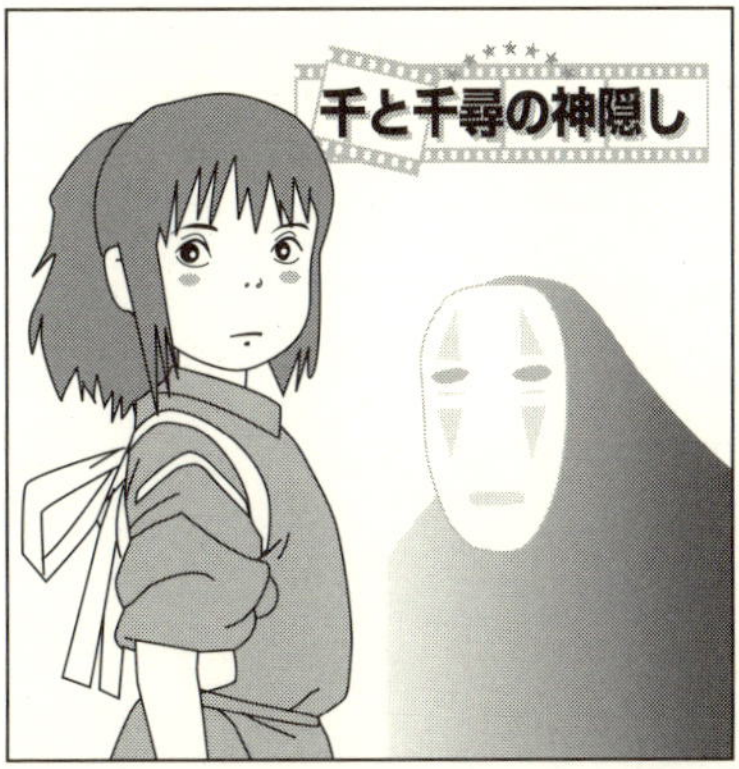

八百万《やおよろず》の神々やお化け、妖怪が病気と傷を癒しに来る日本の原点とも言える温泉町の巨大銭湯です。

大河の神様が、風呂場で洪水のように吐き出した川底の大量のヘドロやごみは、実際には目に見えないものかもしれないけれど、実にリアルでした。人間の目に見える以上に、地球環境は汚染されているのです。

日本人はお風呂が大好きで、どこにも温泉やレジャー風呂があり、癒しの湯を楽しんでいます。が、ここ数年、循環式浴槽や、加湿器などを感染源とする「レジオネラ肺炎」の死亡例が報告され、話題になっています。

「レジオネラ症」という病気の原因菌はレジオネラ属菌で、循環式浴槽などで水が停滞、あるいは循環している時（水温二〇度以上）に繁殖しやすいのです。乳幼児、高齢者、病人など抵抗力が低下している人の呼吸器系に感染すると、高熱、寒気、筋肉痛といったインフルエンザに似た症状の肺炎を引き起こします。命にかかわることもありますから要注意です。

なにげない生活の裏側には、目に見えないものがあって、それを見ることの大切さがこの映画のテーマです。レジオネラ菌も目に見えませんが、不潔な浴槽に漂っていて、感染のチャンスをうかがっています。まず何より清潔にすることです。

■レジオネラ症

不潔が病因。衛生面に注意を

一九七六年にアメリカのフィラデルフィアで開かれた在郷軍人会で発生した感染症です。

レジオネラ菌は自然環境中では、土壌や淡水に生息していますが、それが感染源になることはまれです。現実的には、冷却塔、循環式浴槽（二四時間風呂、ジャグジーなど）や加湿器などの、水が停滞あるいは循環する人工環境中（水温二〇度以上）で高率に生息し、それが感染するものです。

設備が不潔な状態にあると、レジオネラ菌族が寄生するアメーバなどの原生動物も繁殖しやすいので、危険度が増します。

レジオネラ症は人から人へ感染するものではなく、共通の感染源から複数の人が感染し、発症するという特徴がありますので、設備の衛生的な維持管理がいっそう求められます。

36
猫ひっかき病には『キャッツ&ドッグス』

みんな、ペットをちょっと甘く見てはいませんか？
猫には猫の、犬には犬の言い分があるのです

前代未聞の痛快アニマル・スパイアクション・エンターテインメント『キャッツ&ドッグス』（〇一年・米）は、犬と猫との壮絶な闘いの映画です。あなたは犬派ですか、猫派ですか。

実は、天地創造以来、犬と猫は人間に気づかれることなく、地球支配をめぐって長く厳しい戦いを繰り広げていました。しかし、その争いにも終止符が打たれようとしていました。人間が犬アレルギー解消薬を開発したからです。

新薬が完成すれば、ますます犬が優勢になると判断した邪悪猫ミスター・ティンクルズは、犬のみならず人間をも滅亡させ、地球を「猫の惑星」にしようと企てます。犬たちは、人類と地球を守るため団結して猫の野望に立ち向かいますが……。

『キャッツ&ドッグス』
猫ひっかき病

オープニングは秘密諜報機関を擁していた犬たちの「００７」張りの登場です。対する猫はカンフーを使うニンジャ猫の目にも止まらぬ大アクション。狙撃エージェントに二重スパイ、コンピューターの達犬など、趣向を凝らしたバトルシーンは『Ｍ：ｉ－２』や『マトリックス』も真っ青の活劇調です。

高精度のアニマトロニクス・モデルと、ＣＧの駆使で特殊効果チームは、驚異のＶＦＸを実現し、どう見ても本物の犬と猫が演じているとしか見えないアンビリーバブルな映像です。

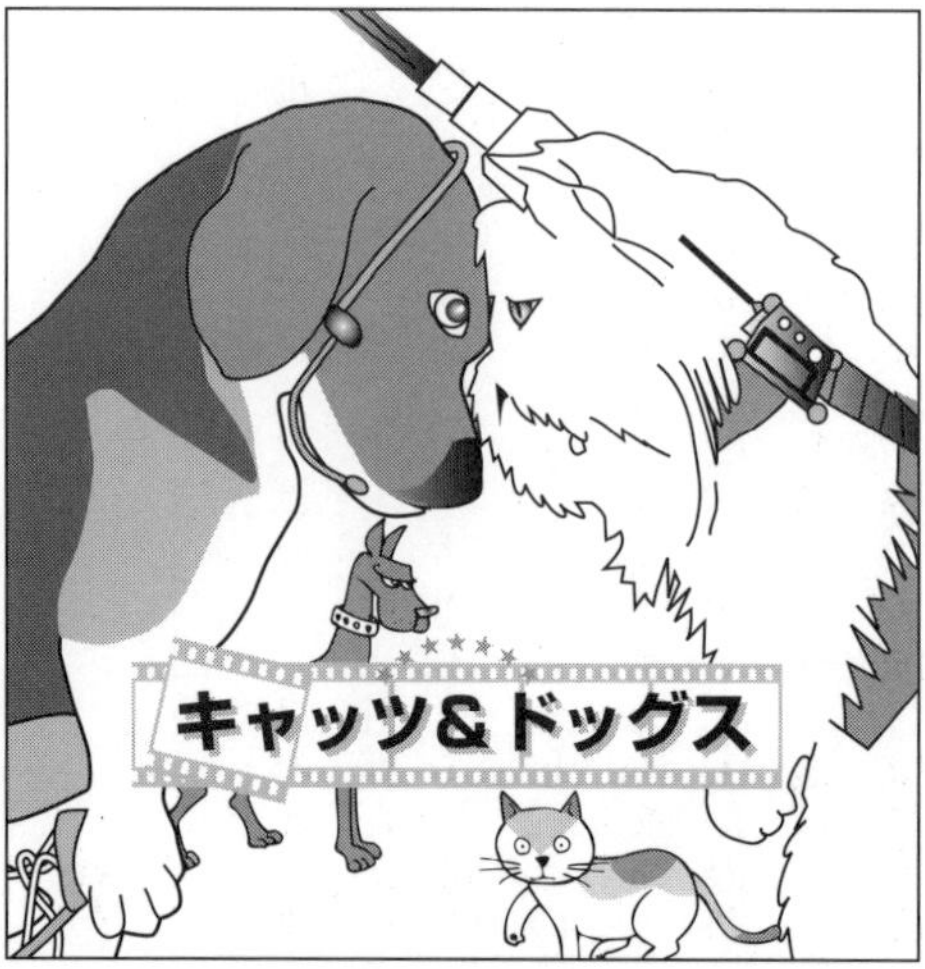

犬には犬の、猫には猫の世界観があります。淋しさと孤独が蔓延しているのか、人間界は空前のペットブームで、犬かわいがり、猫かわいがりだらけ。

でも、ペットをちょっと甘く見てはいませんか。動物と暮らすには、かわいがるだけでなく、共存するための心構えが必要でしょう。

「猫ひっかき病」は、猫に引っ掻かれたり、咬《か》まれたりして、猫の口の中にいるバルトネラ菌が人間に感染する、人畜共通感染症です。

感染すると、数日で傷口が赤紫色に腫れて、時には化膿してウミがたまります。発熱やリンパ節が腫れることが多く、免疫力が低下している場合は、肝臓機能に障害が出たり、髄膜炎を起こすこともあります。

咬まれたら傷口をよく洗い、消毒しておくことが大切ですが、予防には猫に咬まれるようなシチュエーションは避けることです。

『キャッツ&ドッグス』

猫ひっかき病

■猫ひっかき病

かわいいペットにご用心

①狂犬病

日本では狂犬病予防法という法律があり、飼い犬に対しては年一回の狂犬病予防注射が義務づけられており、昭和三十二年以降の発生はありません。ところが、外国旅行中に現地の犬にかまれて、発症することがあります。北海道に倒れていたアライグマに咬まれて、発症した例もあります。

②トキソプラズマ

猫から感染し、流産の原因になります。

③オウム病

クラミジアという病原体が人に感染すると、肺炎や心筋炎を起こし、死亡することもあります。オウムだけでなくハトや文鳥にも感染しており、むやみに鳥に口移しなどしては危険です。

37 水虫には『リプリー』

汗かきさんは水虫警報
美男ジュード・ロウへのリプリー愛と殺意は、靴下から始まった

夏は水虫の季節と言わんばかりに、TVで水虫のCMが出回っています。なかなか人には言えない病気。悩んで市販の薬に頼るよりも、まず先に、病院の皮膚科に行って専門家に見せることをおすすめします。

水虫はカビの一種である「白癬菌」(皮膚糸状菌)が皮膚にとりついて起こる病気です。カビの仲間ですから、プールやお風呂の足ふきマットや靴やスリッパなど、ジトついている身近に存在しています。ところが、水虫になる人とならない人がいる理由は体質。なりやすい体質の人とそうでない人がいるからです。汗をかきやすく、足の指が太くて指の間が狭い体形の人が、最も水虫になりやすい体質の人です。

水虫になりやすい体質の人に見ていただきたいのが、『リプリー』（九九年・米）です。

この映画は、アカデミー賞九部門を受賞した『イングリシュ・ペイシェント』（九六年）のスタッフが再結集して、アラン・ドロンの名作『太陽がいっぱい』をリメイクした話題のヒット作です。

貧しく、外見は野暮ったいけれど、頭のよいリプリー（マッド・ディモン）は、アルバイト先の社長に見込まれ、イタリアで遊び暮らす息子のディッキー（ジュード・ロウ）を連れ戻す使命を得て、ナポリへ出発します。

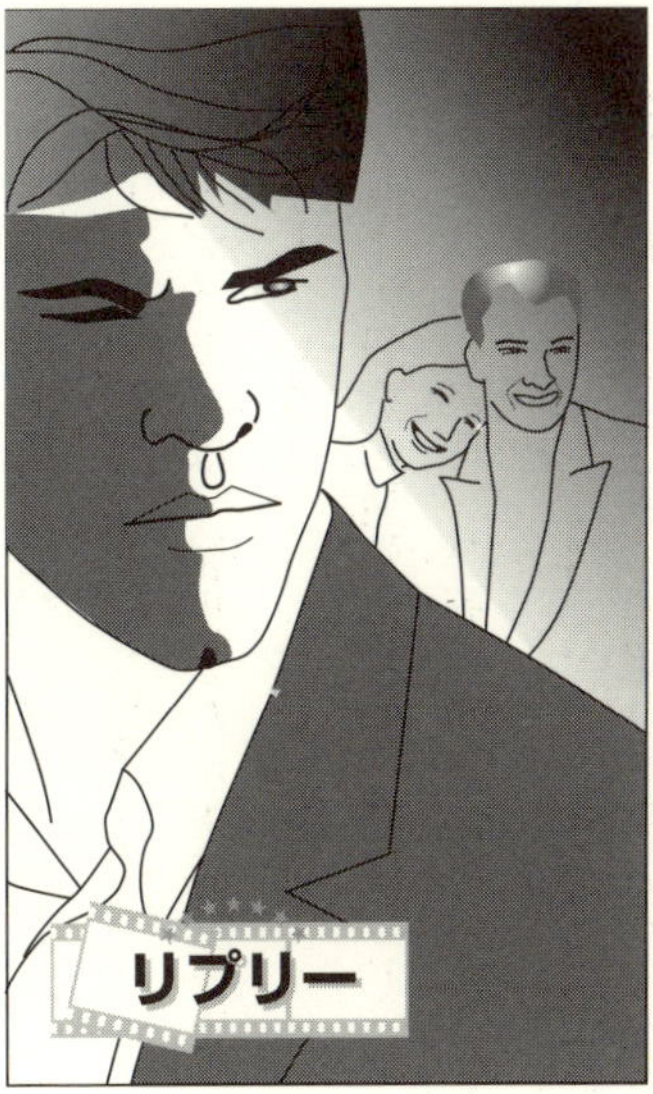

ディッキーと彼の恋人マージ（グイネス・パウトロウ）と親しく付き合ううちに、リプリーは何でも備わっているディッキーに対して、嫉妬とも愛情ともつかぬ何とも不思議な感情を持つようになり、それが殺意になっていきます。
そして、ついにディッキーを殺し、彼になりすまして綱渡りの生活を始めるのですが……。

『リプリー』

水虫

アカデミー助演男優賞にノミネートされたジュード・ロウの光輝く美貌にはクラクラ。一方のマッド・ディモンは、屈折したホモ感覚をナイーブに好演しています。

リプリーの殺意の発端は、同性の靴でした。ディッキーにあこがれ、ひそかに彼の靴をはいているところをディッキーに見つかってしまい、冷たく非難され、軽蔑され、拒絶されるようになります。そして、破滅に向かって転がり出します。

同性の靴を共用したいという欲求は、アブノーマルで危険です。そんな人生をあやまる危険性のみならず、他人の靴や靴下は、水虫感染の危険性も非常に高いのです。

ご注意！

■水虫

爪まで白癬菌が入り込むと重症
飲み薬で対処する

爪の中に白癬菌が入り込んで、爪が白く濁って分厚くデコボコになったのが爪白癬です。爪を切っても効果はありません。爪の中に菌が残って増殖して再発を繰り返すからです。

爪はもともと角質層が変化したもので、他の部分より固くなっています。ですから、爪の中に白癬菌が入り込んでしまうと、皮膚と違って塗り薬では効果はなく、内服薬で治療します。

通常一〜二年ほど飲み続けることが必要で、他の薬の飲み合わせや、肝臓に副作用が出ることがありますので、医師の指導が必ず必要です。

第四章

ストレス社会の病気に——この映画

ストレスは現代人の宿命。
深刻に考え出したらますます深みにはまってしまいます。
上手に発散するのが生活の知恵。
映画のパワーにひたってみましょう。

38
不眠症には『ファイト・クラブ』

不眠治療には睡眠薬が即効的だが薬に頼らず、夜中までボコボコに殴る手もある？

不眠症に悩む人が増えています。一番多いのは、ストレスや過緊張によるものですが、「不眠症の不眠」というものもあります。これは、体はどこも悪くなく、生活も普通で、精神的ストレスも特にないのに、不眠が心配で眠れない、という症状です。眠れないのでは……と気になって眠れないという、いわば不眠が不眠を増長させることが原因です。それが不眠症外来の約三〇％を占めているほどだから深刻です。治療には睡眠薬が必要です。

でも、薬に頼らずに、不眠症をなんとかしたいという方におすすめなのが、この『ファイト・クラブ』（九九年・米）です。

『ファイト・クラブ』
不眠症

主人公は、あなたと同じ強度の不眠症に悩むヤングエリートのジャック（エドワード・ノートン）。うつ状態の自分を持て余していた彼は、末期のガンや重病に苦しむ人たちのサークルに出席し、患者とともに涙を流すことで心を癒すようになります。

ところが、タイラー（ブラッド・ピット）というカリスマ性のある青年と知り合ってしまったことが、彼の人生を一変させます。彼と同居することになって、気まじめだったエリート人生から、枠外に踏み出していくようになります。

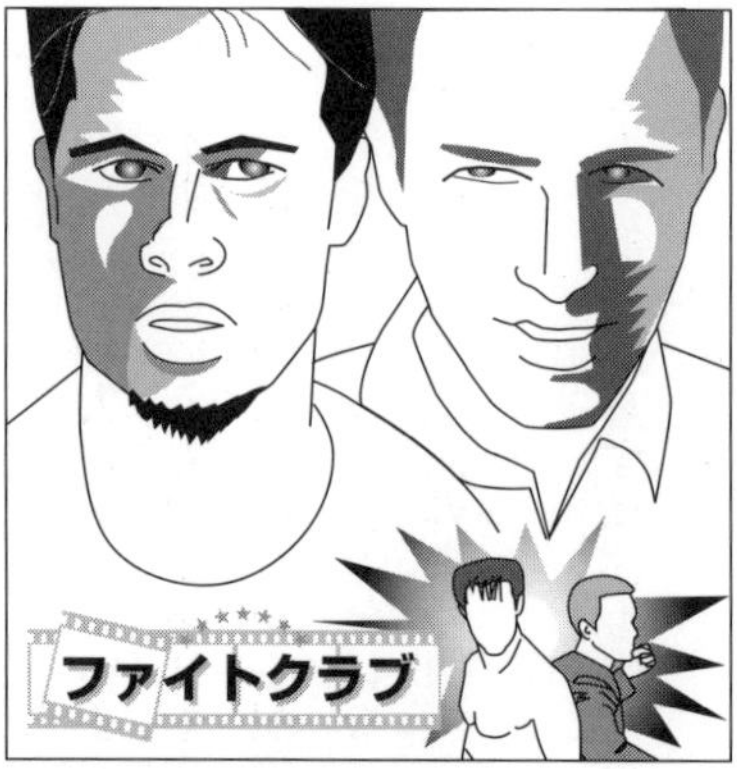

タイラーたちは、お互い殴り合うことで、お互いの存在を認め合う秘密クラブ「ファイト・クラブ」を設立しています。そのクラブは次第に社会に不満を持つ男たちの集まりとなり、反社会的な破壊活動に乗り出していくのです。ブランド志向のジャックが、素手で殴り合うことで物欲から解放されていく過程を、物質・情報化社会への批判をからめて描いた問題作です。

監督は、あのサイコサスペンス『セブン』のデヴィッド・フィンチャーですが、映像のおどろおどろしさや、ハンサムなブラピを、これでもかというほど小汚く映しているところ、さらに見終わると食欲が減退するところなど、『セブン』との共通項が非常に多いのです。

ボコボコに殴り合う男たちのアップの連続は、見ている方のアドレナリンもどくどくと分泌させ、交感神経を極度に緊張させます。きっとそれがイヤだという人もいるでしょうが、見終わった後、どっと押し寄せる精神的肉体的疲労感は、なによりの睡眠誘導剤です。いつもとは別のすぐに睡魔が襲ってくるでしょう。

「……んな、アホな!」ですって。でも一度試しに見てください。

■不眠症

ストレスの多い人は「入眠障害」
お年寄りは「中途覚醒」

不眠症には、寝付きが悪い「入眠障害」と、睡眠中に目が覚める「中途覚醒」があります。

「入眠障害」は全年齢を通じてストレスの多い人に起こり、治療には睡眠薬が使われます。薬による眠気が朝まで残らないように、作用時間が超短期のものを投与します。イライラ感が解消され、一日が充実して、医者も感謝されることが多いのです。

一方、「中途覚醒」は圧倒的に六十歳以上に多い症状です。メリハリのない、疲れない生活をしている老人に多く、前立腺肥大による夜間頻尿が原因になっていることもあります。中～長時間作用型の睡眠薬を使いますが、患者さんから感謝の言葉をいただいたことはあまりありません。熟睡にも体力が必要です。

39 アルコール依存症には『愛という名の疑惑』

病的酩酊での殺人は無罪にできるか？ リチャード・ギアが美貌の人妻のためにがんばるけれど…

サスペンスドラマ『愛という名の疑惑』（九二年・米）を見れば、アルコール依存症の怖さがよく理解できるでしょう。

主人公の精神分析医（リチャード・ギア）は、患者（ユマ・サーマン）の姉（キム・ベイシンガー）と恋仲になりますが、その姉が実は「病的酩酊症」なのです。

彼女は人妻で、自ら禁酒を守っていましたが、ある夜、アルコールが調合されていたせき止めを飲んで病的酩酊状態に陥り、夫を殺してしまうのです。

精神鑑定のプロでもある分析医は、「酩酊状態での殺人は無罪にできる」と主張します。何しろ恋仲で美貌の人妻を一人占めにできるわけですから頑張ります。彼女も同じ気持ち、と錯覚していますから、なおさらです。

そもそも人は、なぜお酒に頼るのでしょう……。ほとんどがストレスを解消するためでしょう。しかし、だんだん量が増え、アルコール依存症への道をたどる人も少なくありません。知らず知らず、もうアルコール依存症になっている人もいるかもしれません。

飲んでタクシーで帰ったけど、翌日、タクシーに乗るまでの記憶がすっぽり抜けているなんてことはありませんか。

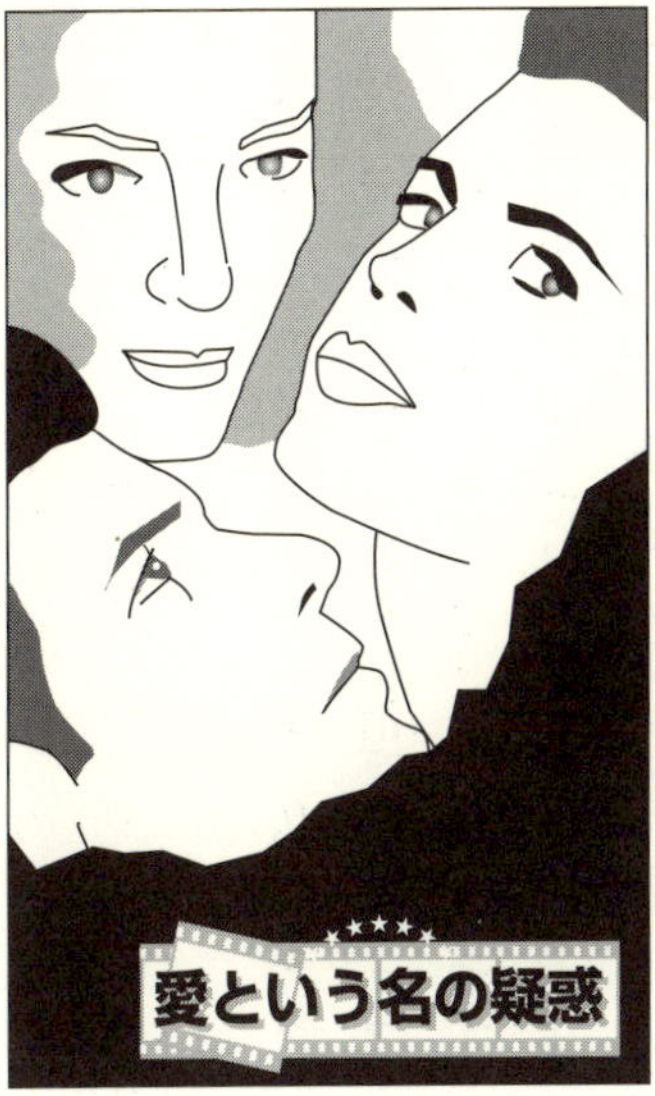

『愛という名の疑惑』
アルコール依存症

これは「ブラックアウト」と言って、アルコール性記憶喪失です。ブラックアウトが頻繁に起こるようになると、危険信号です。アルコール依存症で怖いのは、「病的酩酊症」です。どんな症状かと言うと、飲んでいて、ある時点から突然全く人が変わったように凶暴になり、しかもその期間の記憶が完全に欠損するのです。

さて、物語は意外な展開を見せます。ヒッチコック監督の名作『めまい』ばりの灯台でのクライマックス。「病的酩酊症」のショッキングな結末が待っています。

スーツ姿が世界一セクシーな、私の大ごひいきのリチャード・ギア。彼が主治医なら、ユマ・サーマンならずとも患者になりたいところです。

一方、男性にとっては、あふれる色香が漂うブロンド、キムの〝艶演〟が見ものです。二人のベッドシーンは超セクシーですよ。

でも、そんなキムがアルコールを飲んで、病的酩酊に入る表情は美女だけに鬼気迫る！　女は怖い。酩酊する女はもっと怖い。

アルコールに近づくのはやめようと、固く心に誓うはずです。

■アルコール依存症

酒に強い弱いは生まれつき

酒に強いか弱いかは、肝臓におけるアルコール分解酵素の活性が高いか低いかによって決まります。

アルコールは、ほとんどがアルコール脱水素酵素（ＡＬＤＨ）によって分解されますが、この酵素の量は生まれつき決まっていて、酒を飲み続けても増えることはないとされています。

ところが、毎日酒を飲んでいると鍛えられて、次第に酔いにくくなるという現実もあります。これは、ミクロゾームエタノール酸化酵素（ＭＥＯＳ）系という、アルコール処理の二〇％弱を担当している解毒系統の処理能力が上がるからと考えられます。

ただ、生来アルコールに弱い体質の人は、いくら鍛えてもたかが知れています。

40 アダルト・チルドレンには『キッド』

大人になりきれない大人の悩み
八歳の自分に戻ったウィルスが、自分にめざめる

『キッド』（〇〇年・米）の主人公役のブルース・ウィルスは、有能なイメージ・コンサルタント。仕事もでき、お金もある。ところが、仕事に追われ、人間らしさを失い、まわりの人間からは「仕事はできるが、人間的には嫌な奴」と思われています。

そんな彼の家にある夜、どんくさい少年（スペンサー・ブレスリン）が侵入します。それは、なんと「八歳の自分」でした。

主人公は「八歳の自分」を見て、いじめられっ子だったつらい過去が蘇ってきます。一方で、「八歳の自分」から、「パイロットじゃなくて、犬も飼ってなくて家族もいない。最低じゃないか」と言われ、子供のころ描いた自分の夢が一つもかなえられていないことに気付き戸惑うので

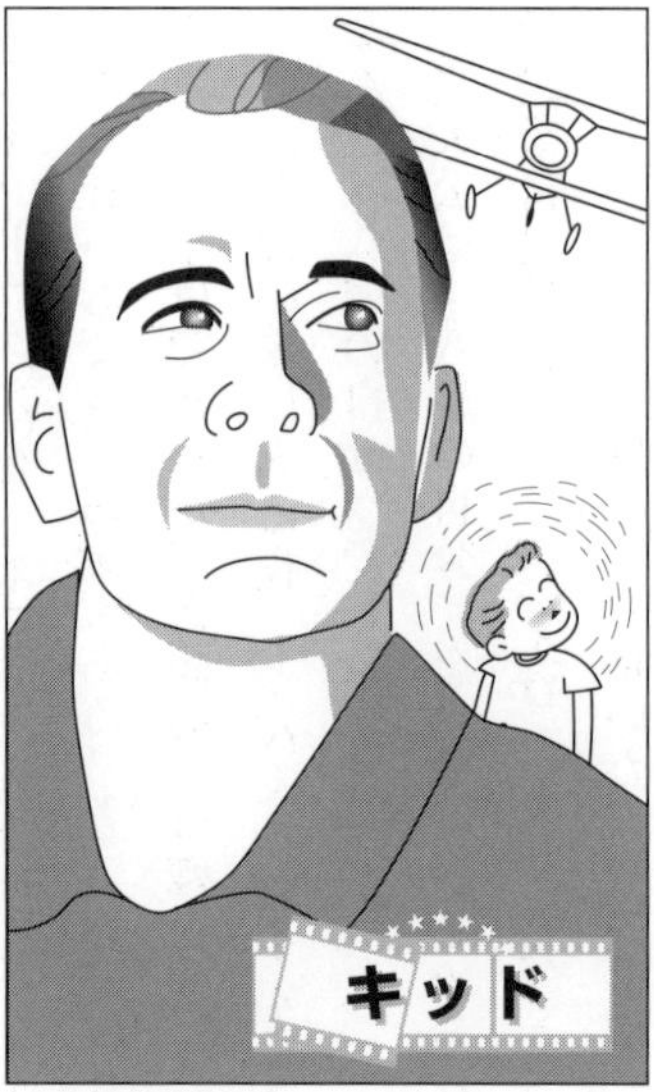

した。

「このままの人生でいいのか？」

二人は人生の意味を語り合います。やがて二人の前に「三〇年後の自分」が登場。「答え」をプレゼントされた主人公は、今からでも遅くないと、人生をやり直そうとするのです。実にファンタジックな物語です。

いい大人にとっても、自分の中の少年少女は永遠のテーマです。対人関係に苦しみストレスが絶えず、ひょっとしたら自分は「ＡＣ」かもしれないと悩んでいる「アダルト・チルドレン（ＡＣ）」は、意外に多いようです。自分の中にも、周囲にも……。

もともと、アダルト・チルドレンという言葉は、アルコール依存症の治療現場から生まれました。「アルコール依存症の親を持つ家庭に生まれ、大人になっている人」という意味の用語で、アルコール依存症の親に育てられたという精神的後遺症から、自らもアルコールに依存することが多くなるハイリスク者と言われます。

ところが、現在では拡大解釈され、「子供じみたところが残り、対人関係がうまく保てない人」という意味に使われることが多いようです。

仕事依存症になって、自分を見失っているかもしれないサラリーマン諸氏は、もう一度自分の心の中に自分自身の少年「キッド」を呼び起こしてみましょう。

「今の自分は、少年時代になりたかった大人なのだろうか?」

少年時代のピュアな気持ちを思い出すと、不思議と対人関係もうまくいくものです。


『キッド』

アダルト・チルドレン

■アダルト・チルドレン（AC）
親の生活環境がストレスに弱い子をつくってしまう

アルコール依存症の親に育てられた子供は、慢性的なストレスを受けるために、海馬を含めた情緒系や記憶系の、神経系のネットワークの構造が変化してストレスに弱い体質になっていることが予測されます。

ですから、大人になってからは本能的にストレス軽減のためにアルコールを好むことが多い傾向にあるようです。

「アル中」は遺伝するとは言い切れませんが、アルコールに溺れるような生活環境や行動パターンは、まちがいなく子供たちに悪影響を与えます。

密かな「AV」鑑賞による、ストレス解消の方が子孫への害が少ないかも知れません。

41

うつ病には『オーシャンズ11』

ジョージ・クルーニが、ホテル王から大金強奪のためスターチーム結成
「心の風邪」うつ病が晴れる痛快さ

アカデミー賞監督のスティーブン・ソダーバーク監督が、ハリウッド史上最高の豪華メンバーでリメイクした『オーシャンズ11』（〇一年・米）は、爽快そのもの。もしあなたが、気分が鬱々していたら絶対見て欲しい映画。原作は一九六〇年公開のシナトラ一家による名作『オーシャンと11人の仲間』です。

仮釈放中のカリスマ窃盗犯のオーシャン（ジョージ・クルーニ）は、カジノの現金が全て集まるラスベガスのホテル王（アンディ・ガルシア）の巨大地下金庫から一億六〇〇〇万ドルを強奪する計画を立てます。

厳重な警戒とハイテクなセキュリティーシステムを突破するために、犯罪計画の天才（ブラッ

ド・ピット）、スリの名人（マット・デイモン）、爆破の達人（ドン・チードル）、配線のプロ、車両のプロ、サーカス団員など、一一人の精鋭を結集します。彼らは専門の技術を駆使して、難攻不落の地下要塞のような金庫に挑戦しますが……。

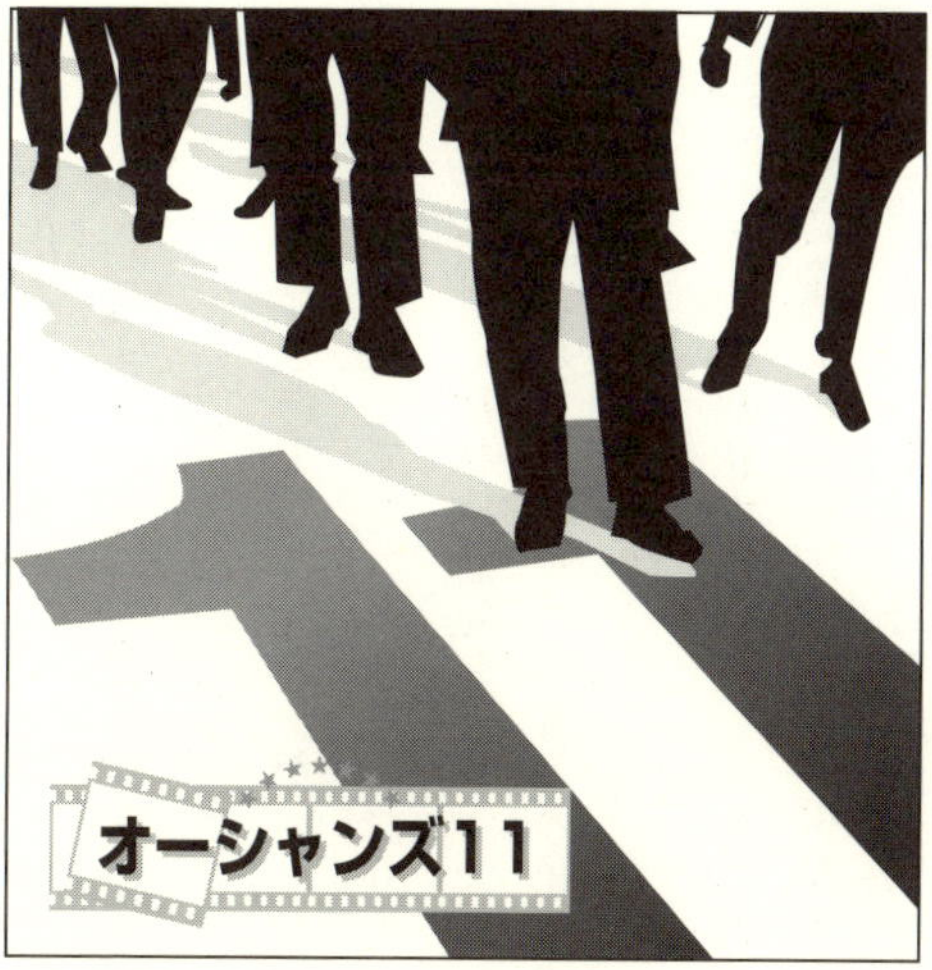

ストーリーは、取り分でもめるというような泥臭いシーンなどいっさいなく、順風満帆。せりふは洗練されて、ジョークも軽妙。シャープな映像、心地よい音楽。人気スターが粋なキャラクターをのびのびと演じ、ちょい役にもアカデミー賞女優のジュリア・ロバーツを使い、ボクシングの場面では本物のヘビー級チャンピオンを使うなど、これ以上ないと言うゴージャスでストレスレスな痛快泥棒映画です。

うつ病は「心の風邪」と言われ、だれでも起こりうる病気です。

「やる気が起こらない」「根気が続かない」とい

う症状が出ることが多いのですが、知識のない周囲の人が「甘えている」「本人のやる気がないせいだ」「根性が足りない」などと考えて、「もっとしっかりしなさい！」と尻をたたいたり、元気づけようと「頑張って！」と励ましたりすると逆効果です。余計に症状は悪化します。

うつ病は病気であって、心構えの問題ではないのです。叱咤激励は禁物です。

「うつ病」の病状が出たら、あれこれ励ますよりり、こんな映画を一緒に見に行く方がずっとマシです。うつ病の特徴は、時間がかかっても必ず治るということです。

思いつめずに、気軽な映画を楽しむことが症状を軽くするでしょう。

■うつ病
朝症状が重く
夕方になると軽くなるうつ病
ため息は外への信号

うつ病は常に憂うつな気分が付きまとい、全身倦怠感が強いので、自発的に神経科を受診する人は少なく、内科的に異常があるのではないかと考えるケースが多いです。

うつ病では、朝に症状が重いことが多く、夕方になると症状が軽くなるのも特徴で、「最近、朝刊を読む気がしなくなった」ことで異常に気がつくこともあります。

いつもため息をついているのも、周囲が気づきやすい症状です。

42 心気症には『バンディッツ』

モヤモヤ不安は心気症の原因。血を流さず銀行強盗が美学の男二人
美貌のケイトの出現で三角関係になり…

心気症とは、医学的にははっきりした原因がないのに、身体的不調をいろいろと訴える状態を言います。

本人は、実際に何か病気があると思い込んでいますから、どこにも異常はないと診断した医者に不信感を持ちます。そして違う医者の診察を求めて病院を転々。そこで異常がないと言われても、なお不安で落ち着かないという状態になります。

潜在的な不安は、力強く吹き飛ばしましょう。『バンディッツ』(海賊の意 〇一年・米)の、ちょっとノスタルジックで痛快そのものの娯楽サスペンスが、モヤモヤを取っ払ってくれます。

肉体派セクシー系のタフガイにして中国哲学書を愛読するジョー(ブルース・ウィルス)は、

刑務所で病気恐怖症の神経質なテリー（ビリー・ボブ・ソーントン）と知り合い、まんまと脱獄に成功します。行動派のジョーにとって、明晰なテリーの頭脳があれば鬼に金棒。

二人は、新たな生活の資金作りのために、一滴も血を流さないで大金をせしめる「無血銀行強盗」を企てます。「そんな馬鹿な！」と叫びたくなるほどトントン拍子に成功し、マスコミからはヒーロー扱いされます。

ところが、結婚生活に飽き飽きして自殺願望を持つ主婦ケイト（ケイト・ブランシェット）と偶然出会ったことから、チーム・ワークが乱れ出すのです。そう、二人ともがケイトを愛してしまったからです。この微妙な三角関係のゆくえは……。

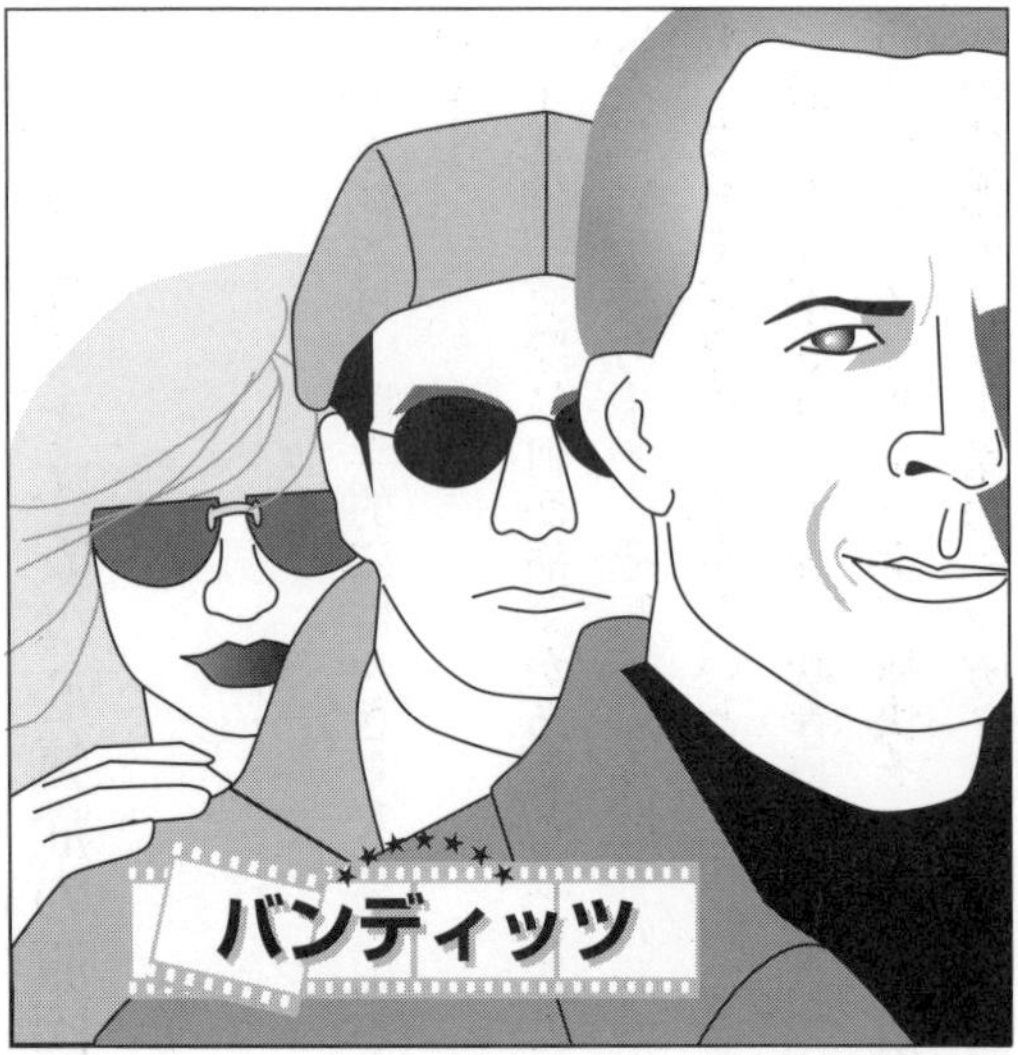

映画の中でソーントンが演じるテリーの症状は、典型的な心気症です。獄中でも栄養サプリメントを常用し、健康に異常に執着しています。惚れたケイトの気を引こうとすると痙攣《けいれん》発作を起こします。

周囲の関心や介助を無意識に求めるという心気症の側面をよく表しています。

テリーは最後に心気症を克服します。と言えばオチが分かりそうですが、ラストは名作『スティング』ばりの大ひねりがあります。

その内容は見てのお楽しみですが、それを見て「あー、面白かった!」と素直に拍手できる方は、絶対心気症にはなりません。

『バンディッツ』

心気症

■心気症

不安が先行。二十~三十代に多い病気
主治医との良好な人間関係が大事

心気症の患者さんは、どこかに病気があると思い込んでいますので、繰り返しいろいろと検査をすることを歓迎します。

規則的に検査をすることによって、医者から見捨てられていないことが保障され、訴えを重大に取り上げてもらっているという安心感につながるのです。

不安症状やうつ症状が強いときには、薬でよくなることがありますが、治療の基本は主治医との良好な関係と、心理社会的ストレスの解消が必要です。

心気症は、二十~三十歳代に多いのですが、子供にもあります。しかし、子供の場合はほとんどが、大人になれば治るようです。

43 高所恐怖症には『バニラ・スカイ』

高所恐怖のシーンの連続。ぶ男になったトム・クルーズは元の美貌を取り戻そうと幻想の世界に入り込む

「私は高所恐怖症だから……」とみんな簡単に言葉にしますが、本物の高所恐怖症はそれこそ、言葉にならないくらいこわがります。めまい、動悸、吐き気に襲われ、その場に張り付いてしまいます。高所恐怖の克服には、『バニラ・スカイ』(〇一年・米)を見てみましょう。

スペイン映画『オープン・ユア・アイズ』を見たトム・クルーズ自身が、ハリウッドでの映画化を熱望し、リメイクした幻想スリラーです。

ハンサムで裕福、カリスマ性に満ちた出版界の若き成功者トム・クルーズは、美しいガールフレンドのキャメロン・ディアスがありながら、親友が誕生日パーティーに連れてきたペネロペ・クルスに一目惚れします。

これを見て嫉妬に狂ったC・ディアスは、クルーズをドライブに誘い、無理心中を図ります。二人の乗った車が、猛スピードでガードレールを突き破り転落するのです。クルーズは一命を取りとめますが、大ケガ。醜い顔になってしまいます。

絶望感に打ちひしがれながら、元のハンサムな顔を取り戻す方法を見つけ出そうとするクルーズ。でも、それは夢とも現実ともつかない「バニラ・スカイ」（幻想の世界）だったのです。

随所に高層ビルからの風景が取り込まれ、高所恐怖症の方は、初めはお尻がムズムズするくらいイヤでしょう。

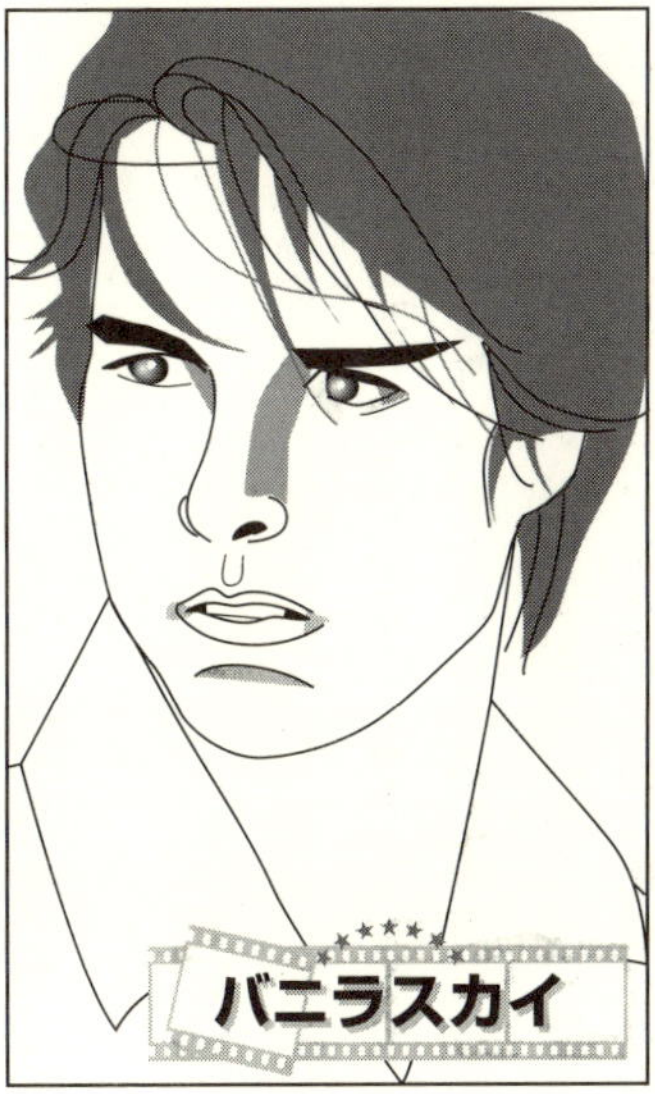

『バニラ・スカイ』

高所恐怖症

でも、克服は慣れが肝心。映画館なので、絶対、落ちる心配はありません。何度も見ていくうちに少しずつ慣れてきて、高所エレベーターからはるか下の街が映し出されるラストのころには、恐怖感が少しはマシになっているはずです。

撮影中に本当の恋に落ちたトムとクルスのラ

ブシーンはムードたっぷり。それを見ている我々は、〃ｇｏｏｄ ｌｏｏｋｉｎｇ〃ならぬ「いいツラの皮」と言えそうです。

高所恐怖症は高い所に立てば、動悸、めまい、息切れ、吐き気、しびれなどを感じる病気です。精神医学上では、高所という特定の場所を怖がる「特定恐怖症」という不安障害に分類されます。同じ種類の病気には、発作を恐れて見知らぬ場所に行くことができない「広場恐怖症」や、赤面恐怖、対人恐怖などの「社会恐怖症」があります。

この病気を克服するには、恐怖感の弱い場面から強い場面へと、段階的に体験させていき、動悸やめまいなどが起こらないことを繰り返し確認しながら恐怖心を取り去っていく方法が有効です。

■高所恐怖症

薬で発作はおさまるけれど…

高所恐怖症は、高所に行かなければ発作が起こらないので、特に日常生活に支障はありませんが、通常の外出で、激しい動悸や呼吸困難、めまい、頭痛が起こってしまう外出恐怖症は問題です。

脳の中には、不安や恐怖をコントロールする部位があります。ところが、脳内の情報を伝達する物質のセロトニンが減少すると、コントロールしている部位のバランスが一時的に崩れて発作が起こると考えられています。

そこで、セロトニンを増やす薬(ＳＳＲＩ)を飲むと、発作を抑えることができます。

ストレスが満ち溢れるこのご時世、他にも密かに不安障害に悩む人が増えています。一人で悩んでいないで気軽に医者に相談してみるといいでしょう。

44
空の巣症候群には『プルーフ・オブ・ライフ』

人質交渉をめぐるラッセル・クロウとメグ・ライアン「生きている証拠」って何でしょうね

主婦たちの心の中に、ぽっかり穴があき、何をやっても空しく、憂うつになって不眠、頭痛、腹痛、強度の疲労感を訴える病気が増えています。

これは、家庭という巣作りしか生きがいがないと思っている主婦が、子供の親離れをきっかけにして発症するもので「空《から》の巣《す》症候群」と呼ばれます。空しさをまぎらわすためアルコールに手を伸ばすことも多く、主婦のアルコール依存症の引き金にもなります。

そうならないためにも、世の奥さまたちは、このサスペンスロマン『プルーフ・オブ・ライフ』（生きている証拠の意　〇〇年・米）を見て、今の自分自身の立つ位置を再確認してみましょう。

世界で最もチャーミングな女優メグ・ライアンと、最もグラマラスな男優ラッセル・クロウが

『プルーフ・オブ・ライフ』

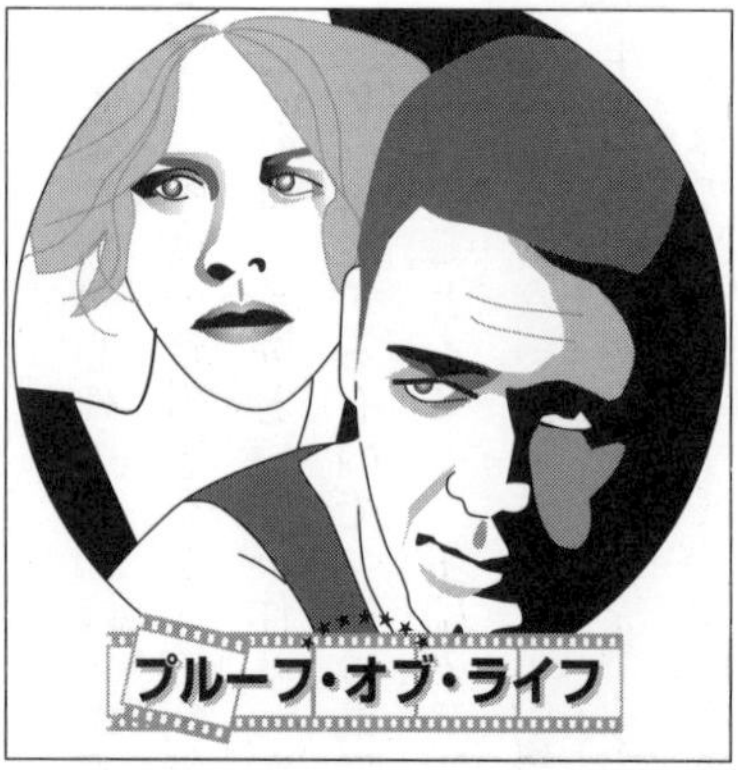

共演。不倫騒動が持ち上がり話題になったのも、この作品です。

今では、まるで映画みたいな誘拐事件が頻発しています。本当にラッセル・クロウのような、凄腕の人質交渉人が必要な時代です。

舞台は、身代金目当ての誘拐が頻発する南米。ダム建設技師のアメリカ人、ピーター（デビット・モース）が反政府ゲリラに拉致、誘拐されます。そこへロンドンの「Ｋ＆Ｒ」（誘拐身代金保険会社）から派遣されたのが、国際的な人質事件を取り扱うプロの人質交渉人、テリー（ラッセル・クロウ）。

彼が現地入りしてすぐに、ピーターの会社が経営難から保険をキャンセルしており、保険会社は身代金を出さないことが判明します。途方にくれているピーターの妻アリス（メグ・ライアン）に同情したテリーは、会社の仕事としてではなく、個人的に協力することになります。

交渉が難航を極める中、妻は夫の命を救ってくれる男性に魅かれ、信頼は次第に愛情に変わっていきます。彼も彼女のけなげさに心ひかれていきます。果たして、夫は無事に生還するのか……。アリスとテリーのロマンは……。

実は、アリスは流産したこともあって、多忙で無配慮な夫への愛情が冷めかけ「空の巣症候群」の一歩手前だったのです。子育てだけが人生ではありません。メグを見習い、たっぷり時間をかけて「女」に磨きをかけましょう。光り輝く女性になれば、素敵な男性も放ってはおきません。きっと毎日が充実するでしょう。

また、ラブストーリーだけでなく、人質救出のためテロリストグループとの激しい攻防戦のスリルと、ジャングルでのすさまじいサバイバルアクションも見応え十分です。

『プルーフ・オブ・ライフ』

■空の巣症候群

子育てだけが人生ではない
十のチェックポイント
七個以上は要注意

（空の巣症候群チェックポイント）
①子供が巣立って、夫婦二人きりになった。
②夫は仕事が忙しく、休日もゴルフなどで家にいる時間が少ない。
③夫と共通の話題がない。
④ちょっとしたことでも感情的になり、涙が流れる。
⑤おしゃれをするのがおっくう。
⑥好きなタレントや俳優がいない。
⑦食べたいものが浮かばない。
⑧家事をするのがいやでたまらない。
⑨朝、起きられない。
⑩自分がいないほうが、この家のためになると考える。

45

記憶障害には『メメント』

ポラ写真や刺青で、記憶障害を克服していったガイ・ピアースの真犯人探し

「記憶障害」とは痴呆の一症状で、新しい記憶が失われ、古い記憶だけが残ることを言います。五十歳を過ぎてくると、「あれ！ なんていう名前だっけ」とか、「めがねをどこに置いたっけ」など名前や置き忘れが起こります。

これらはいわゆる「ど忘れ」。忘れたとしても記憶のある一部だけで、ヒントや説明で思い出すことができるもので、老化に伴う生理的なものです。

これに対して、めがねが存在したという事実やイメージまでも忘れてしまうものが「記憶障害」。これは痴呆の初期症状として深刻です。

最近「記憶」に自信がないという方に試しに見ていただきたいのが、この疑似体験サスペンス

『メメント』（記憶という意　〇〇年・米）です。

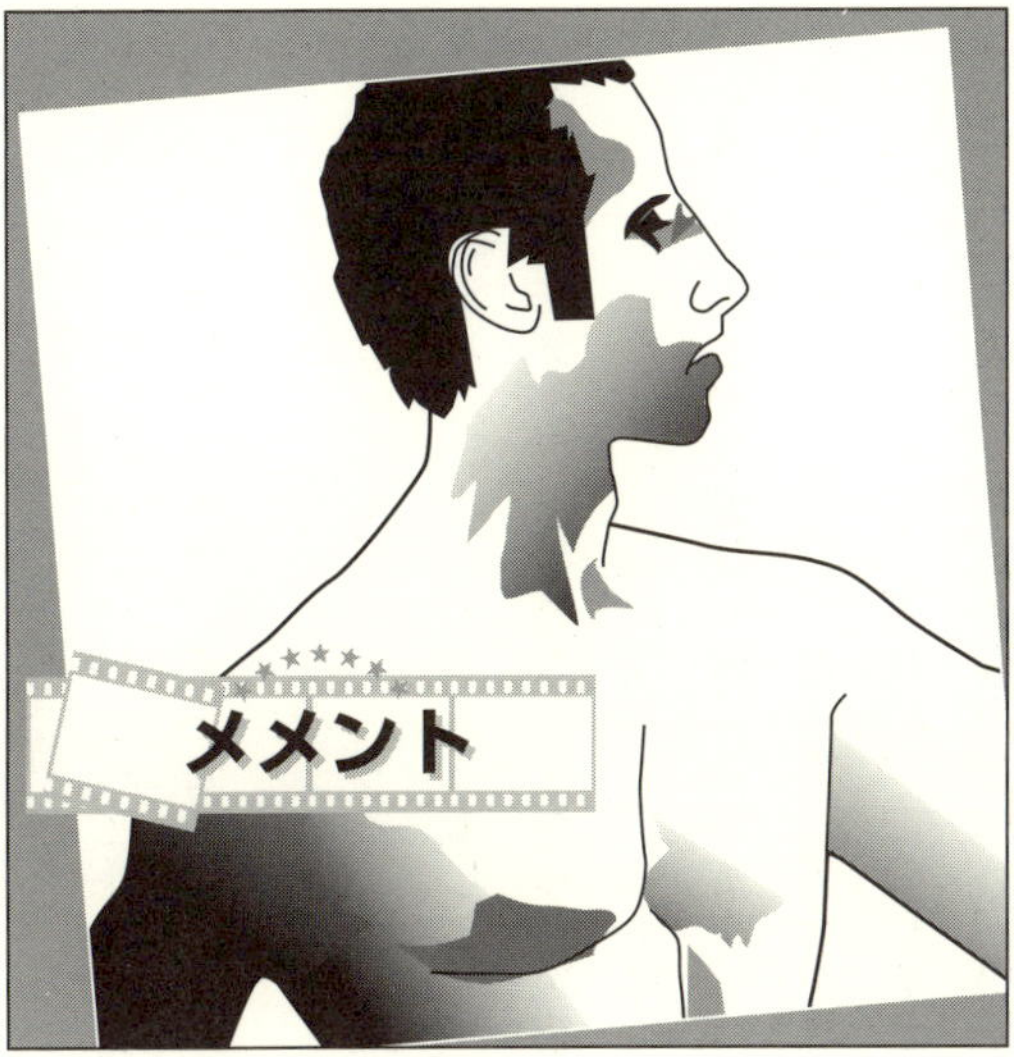

自分の目の前で妻を殺された主人公レナード（ガイ・ピアース）は、犯人に復讐を誓い、追跡を始めます。ところが、事件のショックから記憶機能の一部が障害を起こし、新しい出来事は一〇分間しか記憶しておくことができなくなります。

　そこで、彼は自分の脳に記憶する代わりにポラロイドカメラで証拠や証人を撮影し、さらに判明した事実を忘れないように刺青にして自らの体に刻み込んでいきます。

　刺青のメモを手がかりに、切れ切れの記憶をつないで、彼は真犯人を追い込んでいくのですが……。

　インディーズ作品ながら、物語がリワインド

（逆行）していくという斬新で革新的な手法が注目を浴び、一般公開後、じわじわと評判が広がって、ついには全米トップ・テン入りしたという話題作です。

監督・脚本のクリストファー・ノーランは、アカデミー脚本賞にノミネートされました。

カラーとモノクロを交錯させながら、次第に過去に戻っていくという難解なストーリーは、見ている者の記憶までも混乱に追い込みます。

あまりのややこしさに、途中でビデオを見るのをギブアップ。くやしまぎれに、このビデオの存在自体を忘れようとしたあなたには「記憶障害」の疑いがあります。

■記憶障害

環境の激変で起きる
断トツ多いのが配偶者の死

記憶障害が急激に悪化するきっかけに、「環境の変化によるストレス」があります。そして、アメリカの調査によると、そのストレスのなかでダントツの一番が「配偶者の死」だそうです。

愛情の深さに個人差はあったとしても、長年連れ添い、精神的、肉体的に支えあってきた配偶者との死別は、想像を絶するストレスとなるのです。

悲しみのあまり記憶がすっぽり抜けて、一気に痴呆が進行するケースもあります。

家族の適切なフォローが大切です。

46 拒食症には『A・I・』

ロボットが愛の感情を抱いたら…とスピルバーグ 人間とロボットの根本的違いは食べること、かな？

小さいころから親の言いつけをよく守る優等生タイプの「よい子」が、拒食症になりやすいと言われています。

親の言いなりに生きてきた「よい子」は、主体性に乏しくなりがち。思春期になって、「依存」と「自立」とのはざまで大きく揺れ動くと、変化することへの不安に耐えきれなくなって、肉体的な成熟を拒んで子供のような体形のままでいようとします。それが拒食の一因となるのです。

拒食が気になる方は、一九九九年に他界した巨匠スタンリー・キューブリック監督の原案を、スティーヴン・スピルバーグが映画化したSFファンタジー大作『A・I・』（〇一年・米）を見てください。七七年の『E・T』以来、脚本を書かなかったスピルバーグが、監督、製作そして自分で脚本まで書いた話題作です。ロボットが愛を抱いたらどうなるのか……、それが現実的テーマとなる時代がやがて来るかもしれません。

舞台は、人間の日常生活にロボットが不可欠なものになった近未来です。増えすぎた人間に代わって、ロボットたちが労働や雑用をこなしている時代。史上初の人間の感情をインプットされ人工知能（A・I・）を持った少年ロボットのディビット（ハーレイ・ジョエル・オスメント）が開発され、不治の病の子供を持つ家庭に預けられます。

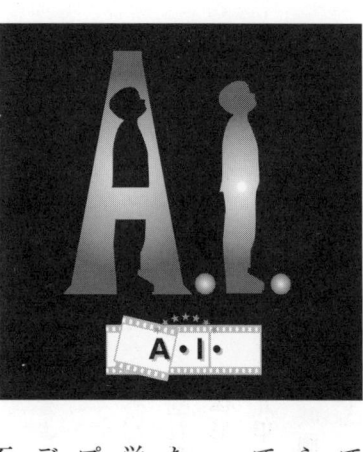

ディビットは本当の子供のようにかわいがられますが、実子の病が奇跡的に治り、家庭の輪に戻ってきたために居場所を失って、捨てられてしまいます。

「自分がロボットだから愛されないのだ」という感情につき動かされて、ディビットは本当の人間になる方法を求めて遥かな旅に出ます。少年の願望はかなうのでしょうか。

CG処理の車、ヘリコプター、ネオン輝く歓楽街や、荒廃したマンハッタンの映像美術、『シックス・センス』でも評判だったオスメント少年が、今回は完璧なほどのロボット演技をします。そしてセックス専門ロボット役のジュード・ロウの怪しい美しさ――。

まさに究極の名人芸です。

ロボットのディビットが、人間になりたくて人間の子供のマネをし、ほうれん草を食べて電気系がショートしてしまうシーンがとても印象的でした。

人間とロボットの根本的な違いは、食べることかもしれないと思いました。意表をつく感動的なエンディングを見れば、人間であることの幸せを確認し、食べることの意味を再確認できるでしょう。

『A・I・』

拒食症

■拒食症

若い女性だけでなく、最近は男性にも

拒食症は「やせていることが美しい」という風潮や、親子関係や兄弟姉妹関係のゆがみ、友達に容姿をからかわれたという体験など、様々な要因で起こります。

圧倒的に思春期の女性に多い病気ですが、最近では男性にも増えてきました。これは、「イケメン」などと容姿の良い男がもてはやされ、外見の劣等感に負けるひ弱な男が増えているせいかもしれません。

拒食症は、「過食症」に転じたり、拒食と過食を繰り返すこともよくあります。やせて体力が低下しているのに、駆り立てられるように勉強やスポーツに取り組み、全身状態がとても悪くなり、命にかかわることもあります。入院して精神的な治療と、鼻道栄養や点滴などの栄養補給が必要になります。

47 登校拒否には『シックス・センス』

「拒否の理由はわからない…」と答える少年の背景は？
少年の心の扉をあけるブルース・ウィルス

新感覚のホラーサスペンス『シックス・センス』（九九年・米）を見ていると、子供の気持ちが分ることとの難しさと大事さをつくづく感じます。

主人公の児童精神科のマルコム（ブルース・ウィルス）は、登校拒否の八歳の少年コール（ジョエル・オスメント）を担当することになります。かたくなに心を閉ざしていた少年は、マルコムに説得され、やっと「死んだ人が見えるんだ」と告白します。

「死んだ人」とは？

登校拒否をしている子供に「なぜあなたは学校へ行かないの？　理由を話しなさい」といくら両親が問い詰めても、「分らない」と答える子供が多いようです。

言葉だけでは表現できないもどかしい気持ち。この「分らない」という素直な本音を分ってやることが、最も大切なのかもしれません。子供には、大人には見えないものが見えていることがあります。常識にとらわれない広い心でアプローチすれば、解決の糸口が見つかるはずです。

この映画の原題は『THE SIXTH SENSE』、人間の五感を超えた第六感、という意味です。

「女の第六感！」などと言って、男の浮気に気づいた時、根拠の説明に使用されるのも第六感ですが、この少年の第六感はさまよう霊の姿が見えるという特殊能力。繊細な少年はいじめにあいながらも、母親に心配をかけまいと登校します。精神科医マルコムがいたおかげで、次第に〝心の病い〟を克服していきかけるのですが、ラストシーンがすさまじいのです。

『ダイ・ハード』で大スターの仲間入りを果たしたウィルスの抑制の効いた演技と、『A・

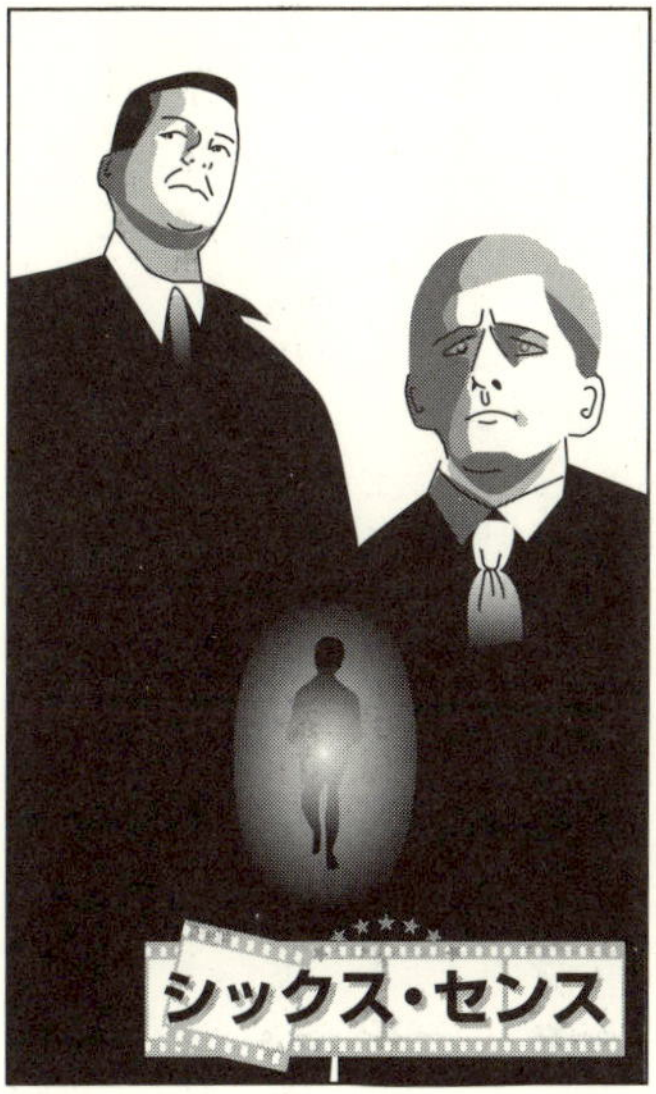

『シックス・センス』

登校拒否

I・』『フォレスト・ガンプ』などで数多くの賞を獲得したオスメントのけなげな演技は見事です。

時々、背筋を凍らせながら画面に引きつけられます。最後の五分間は、信じられない物凄い衝撃でした。「ウソー、エエーッ！　こんなオチってあり？」。思わずそう叫んだほど。

「でも、そう言えば……」と改めてビデオを巻き直してみたくなります。

今の時代、登校拒否は日常茶飯。大人だって、出社拒否したくなっている時代です。子供の登校拒否に悩む方には、少年と母親がラストで理解し合うシーンが印象に残るでしょう。明日からの子供への接し方にも光が見えてくる、見えてきてほしい、そう思います。

■登校拒否

「保健室登校」よりも
最初からあきらめた「ひきこもり」が急増

かっては、学校へ出かけても授業には出ないで保健室で怠学を決め込む「保健室登校」が話題になりました。子供は「学校へ行かないことはいけないことだ」という意識を持っているために、一応登校はするけれども、「お腹が痛い」「頭が痛い」と訴え、教室ではなく保健室で過ごしたがるのです。

ところが最近は、「保健室登校」は減少傾向にあります。と言うのも、「学校がいやだ」と主張することにすら抵抗感がなくなって、あっさりはじめから登校しない子供が増えたからです。いわゆる「ひきこもり」です。さらに事態は深刻になっています。子供は社会を敏感に反映します。だんだんと社会が、生きづらくなっているのでしょうか？

48
ひきこもりには『ロード・オブ・ザ・リング』
闇の大魔王と人間の壮大な闘い
この大スペクタクルを見れば、人生小さくひきこもってなどいられない

「ひきこもり」が社会的に問題になっていますが、他の国には例の少ない日本固有の概念かもしれません。特定の病気ではなくて、「いろいろな理由から、家庭や学校、地域社会などの通常の生活から閉じこもってしまう状態」を言います。「ひきこもり」がちの人は、「うつ病」や特定の行為を繰り返したりする「脅迫性障害」などの精神疾患にかかっていることがあります。この場合は抗うつ剤などの薬物治療が有効です。

でも、薬物に頼らずに何とかしたい。それには、このビデオを見てほしい。壮大なスペクタクルロマンの力が、あなたに宇宙のエネルギーを与えてくれそうです。

それが、世界的超大作の『ロード・オブ・ザ・リング』（〇一年・米＝ニュージーランド）です。

『ロード・オブ・ザ・リング』

ひきこもり

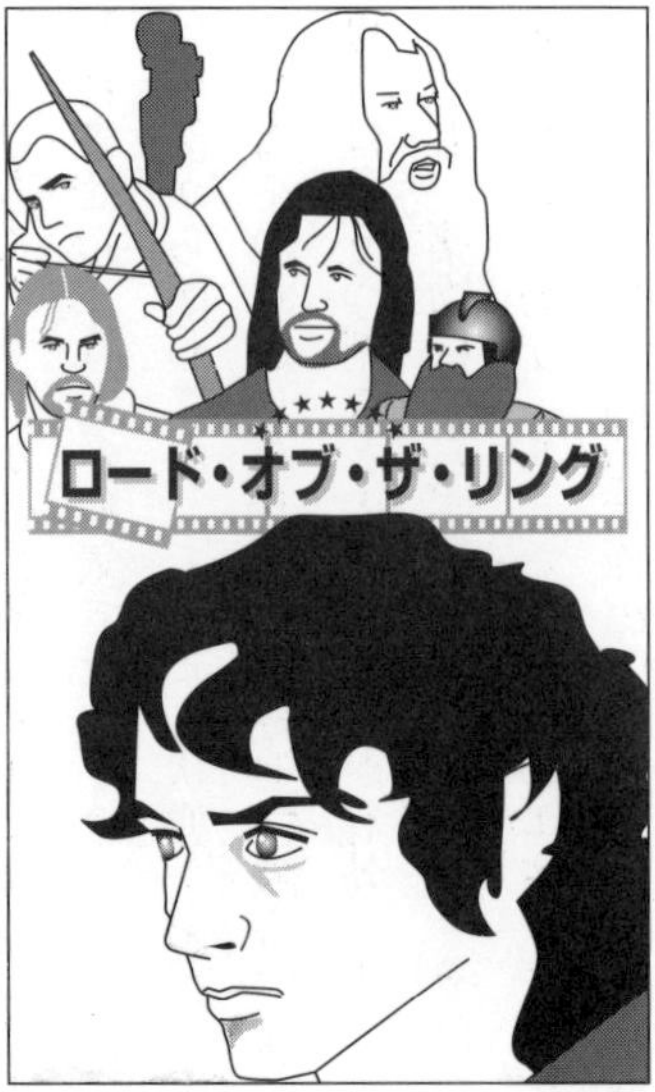

Ｊ・Ｒ・Ｒ・トールキン原作の抒情詩ファンタジーロマン『指輪物語』が映画化されました。はるか昔の昔、闇の大王サウロンは、全世界を滅ぼす魔力を秘め、誰をも魅了する指輪を作り出しました。その後の激しい戦乱で行方知れずになっていた指輪ですが、幾多の時と人を経て偶然、小人族の青年フロド（イライジャ・ウッド）が手にしました。

ところが、邪悪なサウロンは再び力を取り戻し、指輪を手に入れようと躍起になっていました。魔法使いガンダレフから、「世界をこの危機から救うには、指輪を火山の火口に投げ込むしかない」と教えられたフロドは、それを果たそうと遥かな旅に出ることになりますが……。

ホビット、魔法使い、戦士、エルフ、ドワーフ、剣、弓と矢、王の末裔、黒い騎士、闇の冥王、魔法の指輪、仲間との旅とくれば、まさにプレステのＲＰＧ（ロール・プレイング・ゲーム）。これを大画面でプレイしているような超体験映画です。原作の神秘的な雰囲気を再現した最新デジタル技術による幻想的な映像は、アカデミー撮影賞、視覚効果賞を受賞しました。

三部作になっていて、『ロード・オブ・ザ・リングス　二つの塔』、二〇〇四年春公開の『ロード・オブ・ザ・リングス　王の帰還』を見て、やっとこの壮大な旅の結末が見えてきそうですが、善と悪との古典的な闘いを、これだけの規模で作れる人間業もスゴイもの。自分の世界に閉じこもってなどいられない。主人公の若く未完成なフロドと一緒に冒険の旅をしている気分になります。

「ひきこもり」は立ち直るきっかけがあって、本人がその気さえなれば治るものです。「運命に従え」の声に導かれて、苦難の旅をするフロドの冒険が、そのきっかけになるかもしれません。

『ロード・オブ・ザ・リング』

ひきこもり

■ひきこもり

昼夜逆転はひきこもりの一種

ひきこもりの人によく見られる症状に、「昼夜逆転」があります。これは、明け方に眠って、夕方起きてくるという生活です。

昼間みんなが学校や職場に通って活発に活動している時間帯に起きていると、どんどん取り残されていってしまう不安感や焦燥感、劣等感を強く感じてしまうので、周囲を意識しない工夫を無意識のうちにしていると考えられます。

ところが、これが家族の人にとっては一番腹立たしい状態です。いらだって、生活態度を何とかしようと干渉すると、ひきこもりは余計に悪化するものです。

昼夜逆転は二次的な症状ですので、ひきこもり状況が変われば治るものです。まずは周囲の人の理解が大切です。

第五章

整形外科、眼科、男性の病気に――この映画

知らず知らずのうちに疲労はたまるもの。
肉体だって、眼だって、男性の器官だって…。
金属疲労を起こさないように、
この映画で、自分を守りましょう。

49

骨粗しょう症には『レオン』

殺し屋ジャン・レノと十二歳の少女の愛
殺し屋は、健康と体のために牛乳ガブ飲み

カルシウムを摂るなら、牛乳が一番です。牛乳をたっぷり飲みたくなるのが、フランスの香りのするハリウッドシネマ『レオン』（九四年・米＝仏）です。

ろくに英語の読み書きもできないイタリア移民のレオン（ジャン・レノ）は、孤高の殺し屋。ある日、アパートの隣に住むチンピラ一家が麻薬売買のトラブルから皆殺しにあいます。買い物に出かけていた娘のマチルダ（ナタリー・ポートマン）だけは危うく難を逃れ、レオンの部屋にかくまってもらいます。そして、復讐に協力するよう頼み込むのです。彼女に〝愛情〟を持ち始め、とうとう力を貸すことになったレオンは犯人たちを一人一人殺していきますが、「黒幕」汚職麻薬捜査官の追及の手が迫ってきます。果たして復讐はできるのでしょうか。

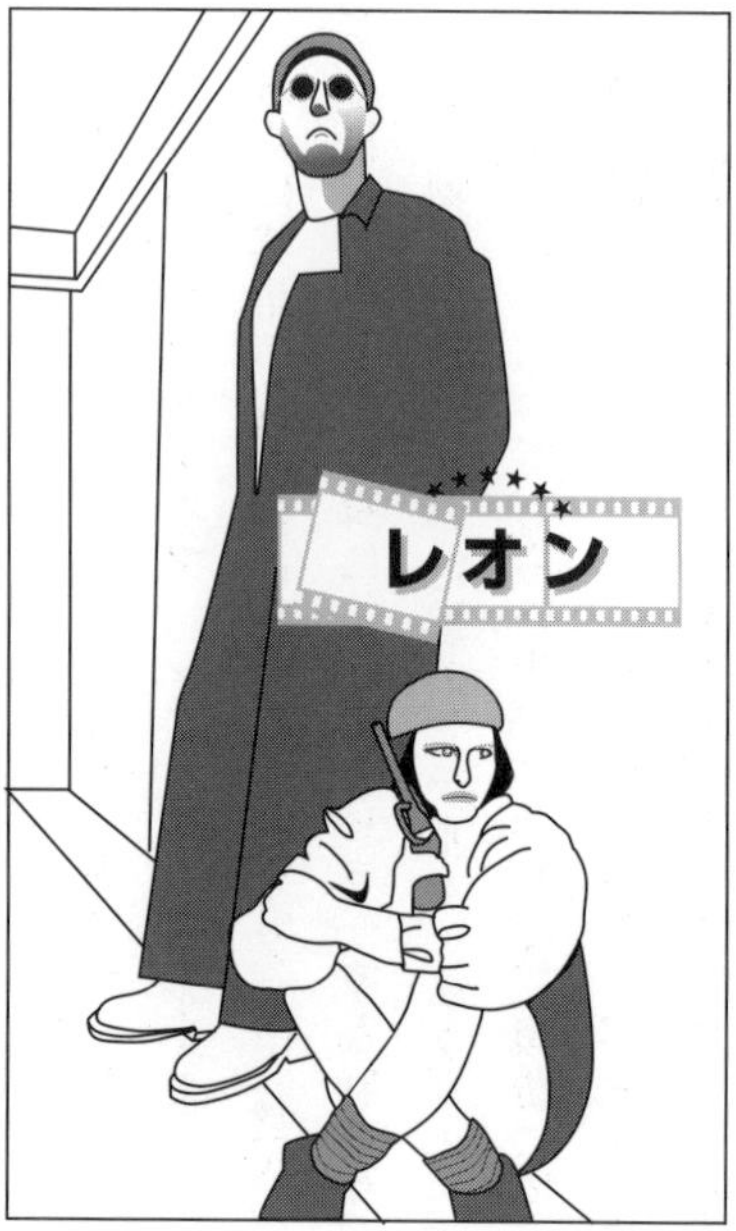

スタイリッシュな映像と切れ味が注目されるリュック・ベッソン監督のハリウッド進出第一作。衝撃的な「結末」で世界中から熱狂的な支持を受けました。

映画の中でジャン・レノは牛乳を飲みまくります。決してきれいとはいえないグラスになみなみと注いで飲み、そのあと腹筋運動に精を出しています。頑強な体こそが唯一の資本である殺し屋が、自然に身に付けた生活の知恵というわけです。クールに仕事を遂行し、ストイックに生きる五十男の殺し屋と、おませな十二歳の少女との微妙な関係は、一種ロリコン系の味付もされています。特に『レオン』《完全版》はこのにおいが濃いので、お好みならこちらを。

十二歳というのはちょっと若すぎますが、若い女の子にモテモテになるには、なにより牛乳を飲んで骨を丈夫にし、元気でいなければなりません。お腹回りの脂肪が気になる方には、低脂肪乳がおすすめです。

骨粗しょう症が多いのは、男性よりも女性です。特に、出産でカルシウムをたっぷりと赤ちゃんに与えてしまうので、カルシウム不足になります。出産後、それからホルモンの分泌が少なくなる中年以降、特にカルシウム摂取に気をつけてください。

カルシウムは乳製品、イワシの丸干しや煮干し、小松菜やひじきなどに多く含まれていますが、なんといっても牛乳から摂るのが効率的です。吸収率が抜群だからです。

カルシウムはイオン化して吸収されますが、蛋《たん》白質《ぱくしつ》と結びついているだけの牛乳はイオン化されやすい。しかも乳糖が吸収を助けてくれます。


『レオン』

■骨粗しょう症
年をとってからの骨折はこわい
寝たきり老人の第一歩になりかねない

骨粗しょう症の代表的な症状は、
①背骨がつぶれて変形するため、背中が丸くなり、腰が曲がる。
②身長が低くなる
③腰や背中が痛くなる。
ですが、最も深刻な問題は、骨が簡単に折れてしまうことです。階段を一段踏み外しただけで大腿骨を折ったり、急に振り向いただけでも、背骨を折ったり、くしゃみをしただけで、腰骨を折った方もいます。

骨折は「寝たきり老人」への第一歩です。

骨粗しょう症の診断は簡単で、治療法も進歩しています。骨粗しょう症に留意しておくことが「転ばぬ先の杖」です。

50

手根管症候群には『ソードフィッシュ』

天才スパイのトラボルタチームが銀行にハッキング 指先酷使のキーボード操作

コンピューターは、手や手首、指先の作業をかつてないほど増やしました。どうも指のしびれが気になるという方に見ていただきたいのが、名プロデューサーのジョエル・シルバーが手がけた『ソードフィッシュ』（〇一年・米）です。彼は、世紀末SF映画の金字塔『マトリックス』を世に送り出したプロデューサーなのです。

元天才スパイのガブリエル（ジョン・トラボルタ）は、一九八〇年初めに麻薬取締局が極秘に実行したソードフィッシュ（めかじきの意）作戦の闇資金九五億ドルの強奪を企てます。そのためには、銀行のシステムに侵入できる超高度なハッキング技術が必要です。

そこで、協力を渋る世界一のハッカー・スタンリー（ヒュー・ジャックマン）を、美人部下・

ジンジャー（ハル・ベリー）の色仕掛けで計画に引き込みますが……。

『マトリックス』を超えたと言われる冒頭の銃撃・爆破シーンは、最新ＶＦＸが駆使されていて迫力満点です。二転三転するスピーディーなストーリー、想像を絶するクライマックスも評判になった緊迫のクライムサスペンスです。

ハッカー役のジャックマンは、ものすごい勢いでキーボードをたたき続けます。

常識はずれのＨなシチュエーション（見てのお楽しみ）でもボードをたたいています。見ている方も自分の正中神経を意識し、無意識に手首の運動をするでしょう。

さて、人間の手首には「手根管」と呼ばれるトンネルがあり、その中を指を動かす九本の屈筋腱と正中神経が通っています。

パソコンを長時間操作するなど同じ動作を繰り返

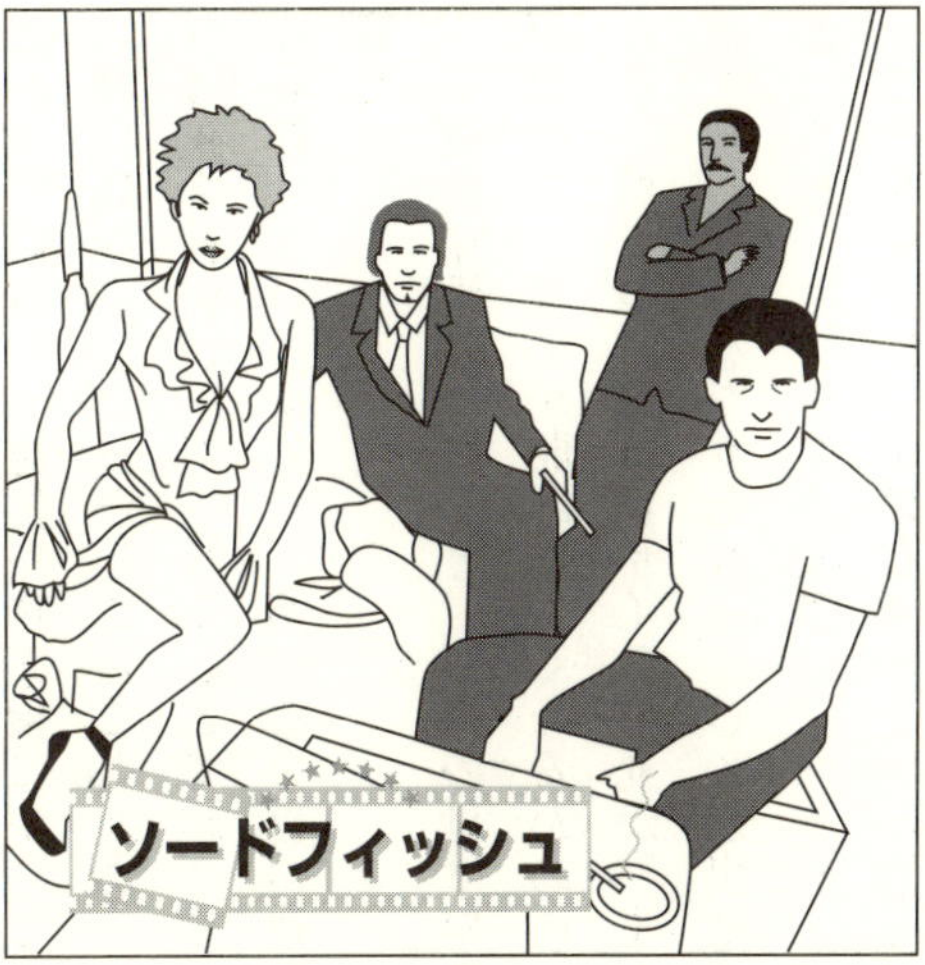

『ソードフィッシュ』

手根管症候群

し行っていると、親指から薬指にかけて、手のひら側に痛みやしびれが起こることがあります。これは正中神経が圧迫されることで起こる「手根管症候群」という病気で、適度な手首の運動が予防策です。

手根管症候群になると、親指の付け根の母球筋がやせて、親指が曲げにくくなるために、親指と人さし指でつくるOKサインの丸が、まん丸にできません。あなたもきれいにOKが出せるかどうか〝点検〟してみてください。

この映画では、旬の女優ベリーが惜しげもなくさらすナイスバディーも見ものです。その攻勢の前に男性だったら誰だって、にんまりしてOKサインを出したくなるでしょう。

■手根管症候群

手のひら、特に中指にしびれ

手根管症候群は圧倒的に女性に多い病気です。特に、妊娠時や閉経時など、女性ホルモンが増えたり減ったりする時期に起こります。

理由は女性ホルモンの変動で、手根管の中を正中神経と一緒に走っている指を曲げる腱に腱鞘炎が起こり、トンネルが狭くなるのが原因と考えられます。

正中神経は手のひら側の感覚を支配しているので、手根管症候群が起こると、手のひら側にしびれがおこり、中でも利き手の中指によく起こります。

しびれは朝方に強く、「四十歳以上の女性、朝方に利き手の中指がしびれる」となれば、まず手根管症候群を疑います。治療は、手根管にステロイド薬を注射したり、神経の回復効果があるビタミンB12剤を服用します。

51 変形性頸椎症には『ロミオ・マスト・ダイ』

ジェット・リーのカンフーアクションに思わず自分の首もボキボキッ

頸椎は永遠の弱点

頸椎《けいつい》は、人間の弱点の一つです。寝違えで首が回らなくなった経験のある人は、いかに重い頭を支える首ががんばっているか、よく分ったことでしょう。

ハリウッド版カンフー映画『ロミオ・マスト・ダイ』（〇〇年・米）を見ていると、時々首まわりの診断を受けているような感じになります。カンフーの技が決まって勝負ありという一瞬、ボキッという骨が折れたような音とともに、レントゲンで透視した体の一部が映し出されるからです。こんな場面にレントゲンが使われるとは、発見したドイツの物理学者レントゲン博士も、あの世で目をパチクリでしょう。

さてストーリーですが、米オークランドでは中国系マフィアと黒人系マフィアの対立が激化し、

『ロミオ・マスト・ダイ』
変形性頸椎症

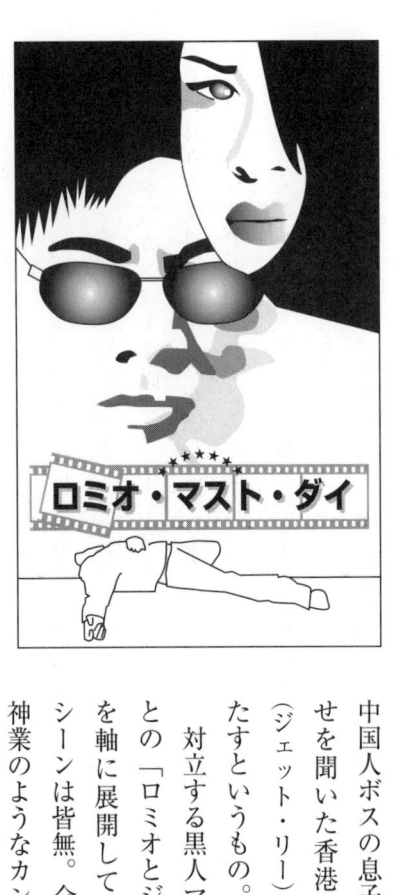

中国人ボスの息子が惨殺。この死の知らせを聞いた香港の刑務所に服役中の兄(ジェット・リー)が脱走して、復讐を果たすというもの。

対立する黒人マフィアの娘(アリーヤ)との「ロミオとジュリエット」型の恋愛を軸に展開していきますが、色っぽいシーンは皆無。全編、ジェット・リーの神業のようなカンフー・アクションの見せ場に次ぐ見せ場です。

題名の『ロミオ・マスト・ダイ』の字幕日本語訳「色男は死ね」は、まさに妙訳。エンディングは、ロミオとジュリエットが肩を抱き合って警察の中を悠々と引き揚げて行くシーンです。

脱獄した主人公は指名手配とかされていないの、なんってヤボなことは言いっこなし。理屈抜きが痛快アクション映画のハッピーな見方です。

カンフーは敵の急所を狙い打ちにするので、首を狙う場面が多く、見ている方は思わず自分の首に手がいきます。

朝起きたときに「あれッ、首の動きが悪い。なんだか手がしびれるぞ」という程度から始まって、頑固な肩こり、首の痛み、やがて手の細かい運動ができなくなり、足がもつれるようになります。これが変形性頸椎症の症状です。

この病気は、首の椎骨と椎骨の間にあってクッションの役割をしている椎間板が擦り減ることで起こります。診断は主にレントゲン撮影（X線写真）ですが、軽症の頸椎症の治療は垂直牽引法で頭を上に引っ張ります。ビデオを見ながら自分で首を引っ張れば、症状の軽減が期待できます。

『ロミオ・マスト・ダイ』

変形性頸椎症

■変形性頸椎症

無理な姿勢を取らないように首や肩を冷やさない

頸椎や椎間板の老化は誰にでも起こりますが、それによって症状が現れるかどうかは体質によります。

たとえば、生まれつき脊柱管の狭い人は症状が現れやすいし、若いころにスポーツをやり過ぎた人や、むち打ち症にかかった人に痛みが出やすいのです。強い痛みは、不自然な姿勢で上を向いたときや、洗濯物干しやうがいの時に出ることが多く、瞬間的に電気が走ったような痛みと表現されます。

予防は、無理な姿勢をさけて、首や肩を冷やさないことです。中年以降は、マフラーやハイネックセーターを愛用し、決して無理な姿勢で電球交換などしないことです。

52 五十肩には『スコア』

ロバート・デ・ニーロ

五十肩はトシのしるし。金庫破りのプロの執念かけた最後の大仕事の結末は？

ふだん全く気にもならず、自由に動いていた肩が、いつしか痛みを伴うようになり、とうとう手もあげられなくなってしまう五十肩。『スコア』（〇一年・米）を見て、肩の痛みも、あぁトシだな、という精神的な空しさも忘れましょう。

この映画の主人公は、世界を股にかける超一流の金庫破りニック（ロバート・デ・ニーロ）。引退を考えていた矢先に、長年の友人で盗難ブローカーであるマックス（マーロン・ブランド）から大仕事を依頼されます。それは、地元モントリオール税関の金庫に保管されたフランス王家に伝わる秘宝の杓を盗み出すというもので、ジャック（エドワード・ノートン）という若者が手引きをするというシナリオです。

「パートナーを持たない」「住んでいる町では犯罪を行わない」という今までのニックのルールに反する仕事。不吉な予感を感じながらも、最後の大仕事「ビッグ・スコア」だと決心して、ニックは引き受けることにしました。しかし、結局は攻撃的で向こう見ずなジャックとの間に不協和音が……。次々と思いがけないトラブルが発生します。果たして、最後にスコア（盗みのターゲット）を手にする者はだれなのか。

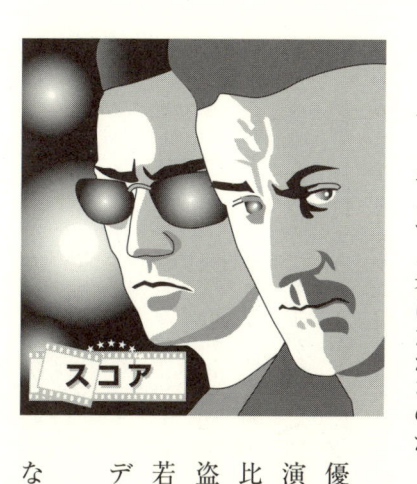

秘宝、セキュリティー、陰謀、極秘任務。そこへ稀代の名優デ・ニーロ、二度のアカデミー賞に輝くブランド、若手の演技派ノートンという三世代にわたる超一流の俳優たちの力比べ。ハラハラ、ドキドキ、しかも血の一滴も出ない本物の盗難劇です。パソコンを酷使し、司令塔の役割を果たすのが若いノートン。これに対して一番身体を使う実行犯が初老のデ・ニーロです。

地下に忍び込んだデ・ニーロが、ロック・クライミングさながらの装備に身を包み、アクロバティックな体位で、汗を滴らせながら監視カメラに映らぬように次々に難関をクリアして、財宝に迫っていくシーンは見ている方も力が入り、肩が凝ります。

「五十肩」はその名の通り五十歳代に多く、老化現象の一種で、医学的には肩関節周囲炎と言います。髪をとかそうと思っても腕が上がらなかったり、帯を結ぼうにも手が後ろに回らなくなったり、無理に曲げようとすると肩に激痛が走ります。

予防には、普段から肩を冷やさずに（クーラーのかけすぎに注意）、常に適度の運動を心掛け、肩関節の血行を良くしておくことが必要です。

映画の画面に引きつけられながらも、あなたは思わず肩を上下、回転運動させていることでしょう。

■五十肩
安静が一番だが

五十肩は、普段から体をあまり動かさない人に多く起こります。左右同時に起こることはほとんどなく、一方がよくなってやれやれと思っていたら、次にもう一方の肩が痛くなってくるというケースがほとんどです。

痛みはかなり強く、腕を動かしたときはもちろん、安静にしていても激しい痛みがあり、夜眠れないほど疼く人もいます。

痛みのあるうちは無理に動かさずに、安静を保つことが必要です。痛みは一～三カ月で徐々に軽減していきますが、その一方でだんだん肩関節の動きが悪くなってきます。

そのときに肩関節を動かさずにいると、ますます動かしにくくなるので、痛みが少し和らいできたら「五十肩体操」を行って積極的にリハビリをすることが大切です。

53
ぎっくり腰には『ハリー・ポッターと賢者の石』
「魔女の一撃」と言われるぎっくり腰の強烈さ
小説を超忠実に映画化。登場人物すべて活き活きの大ヒット

力いっぱいに重いものを持ち上げようと、中腰でグッと力を入れた。そのとたん、「うッ！」と声にもならないうなり声が出て、腰にびっくりするような激痛が走る。これが「ぎっくり腰」です。あまりの衝撃から、「魔女の一撃」というニックネームがついています。

さて、魔法使いものはいつの世になっても好まれますが、けた違いの人気を集めている『ハリポタ』シリーズ。『ハリー・ポッターと賢者の石』（〇一年・米＝英）です。

全世界で大ベストセラーとなった小説を、『ホーム・アローン1・2』のクリス・コロンバスが総指揮・監督をした今世紀最大のファンタジー・ムービーです。

額に稲妻型の傷を持つ孤児ハリー（D・ラドクリフ）は十一歳の誕生日に、自分が由緒正しい

『ハリー・ポッターと賢者の石』
ぎっくり腰

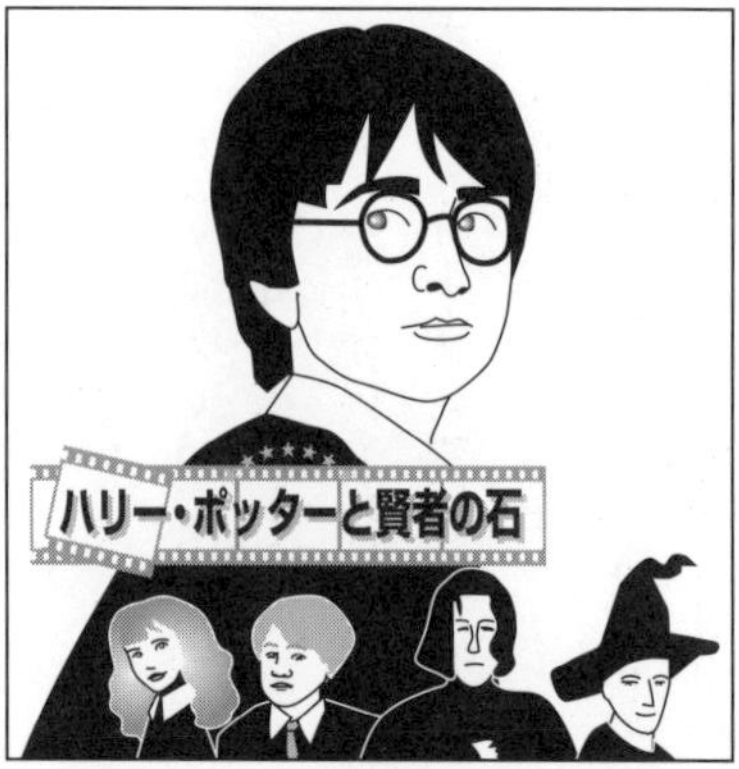

魔法使いであることを知り、ホグワーツ魔法魔術学校に入学することになります。そこには「賢者の石」をめぐる数々の謎がありました。

ハリーは親友たちと力を合わせ、謎めく壮大な冒険に乗り出していくのでした。果たして「賢者の石」の真相とは……。

小説のファンは、映画を見る時も原作を大事にします。この映画は、その点でも完璧。魔法学校、悪者の先生、意地悪な同級生、不気味な怪物、鼻くそ味のキャンディーなど、わくわく感がいっぱいの小説を読んで、「ああ、動いているところを見たいな」という欲求を、原作のイメージそのままに見事に映像化した、まさに「魔法のような」ＣＧ技術が堪能できます。

特に、空飛ぶクリケット「クィディッチ」の場面は臨場感にあふれ、観客自身が魔法のほうきに乗っているような気分になります

腰痛は人間が四本足から二本足になった時からの宿命だと言われますが、突然身もだえするよ

うな激痛が走るぎっくり腰は強烈すぎます。腰の骨を支える筋肉の脆弱化が原因と言われ、三十〜五十歳代の運動不足で姿勢が悪い男性に起こりやすい病気です。

予防は、普段から適度な運動で腰の筋肉を鍛えておくことです。過激なトレーニングより、日々のウォーキングの積み重ねの方が、足腰のために良いのは言うまでもありません。

大人も、かつて子供のころ、みんな魔法使いになりたかったのですから、「今さら魔法なんて」と言わず、自動二輪の教習のように「ほうき乗り」の練習をしてみればどうでしょう。腰を支える筋肉が鍛えられ、「魔女の一撃」から身を守ることができるでしょう。

『ハリー・ポッターと賢者の石』

ぎっくり腰

■ぎっくり腰

ふだんからの適度な運動が最も根本的対策

(両膝抱え体操)

①仰向けに寝て、両方の膝を曲げ、両手で抱える。②膝を胸に引き寄せ、五秒間保つ。

(尻上げ体操)

①仰向けに寝て、膝を軽く曲げ、胸の上で手を交差させる。②頭と背中は床につけたまま、お尻を五センチほど持ち上げ五秒間保つ。

(お辞儀体操)

①足を肩幅に開いて立つ。②背筋を伸ばして上半身を倒していく。出来るだけ深くお辞儀をしたら、そのまま五秒間保つ。

(ポイント)

○勢いをつけてやらない。○一度にまとめてやらない。○無理をしない。○最低三カ月は続ける。

54

変形性膝関節症には『リトル・ダンサー』

貧困の中、夢に向かって踊る小さなヒーローと家族愛
ダンサーの強敵はケガ。膝関節には特注！

『リトル・ダンサー』（〇〇年・英）は、バレエダンサーを目指す少年の奮闘を描いた秀作です。母を亡くしたばかりの十一歳の少年、ビリー（ジェイミー・ベル）は炭鉱労働者で炭鉱ストで失業中の父と、兄と、痴呆の祖母と一緒に、貧しいながらも健気に生活していました。父の命令でボクシングを練習しているのですが、隣がクラシックバレエ教室。ビリーはすっかり、踊ることの魅力にとりつかれてしまいます。

家族に内緒で練習をする彼の才能を見抜いたバレエ講師のウイルキンソン先生の指導のもと、めきめきと上達していくビリー。初めは猛反対していた父の応援も得て、ロンドンの名門ロイヤル・バレエ団のオーディションを受けることになりますが……。

『リトル・ダンサー』
変形性膝関節症

夢に向かって突っ走る純真な少年と、彼を取り巻く温かい人々を素直に描いて、カンヌ国際映画祭など世界中で絶賛された感動の一作。サッチャー政権下の炭鉱ストや、ゲイ志向の同級生の描き方など、生活観あふれる描写のなかに、絶妙のユーモアがちりばめられています。

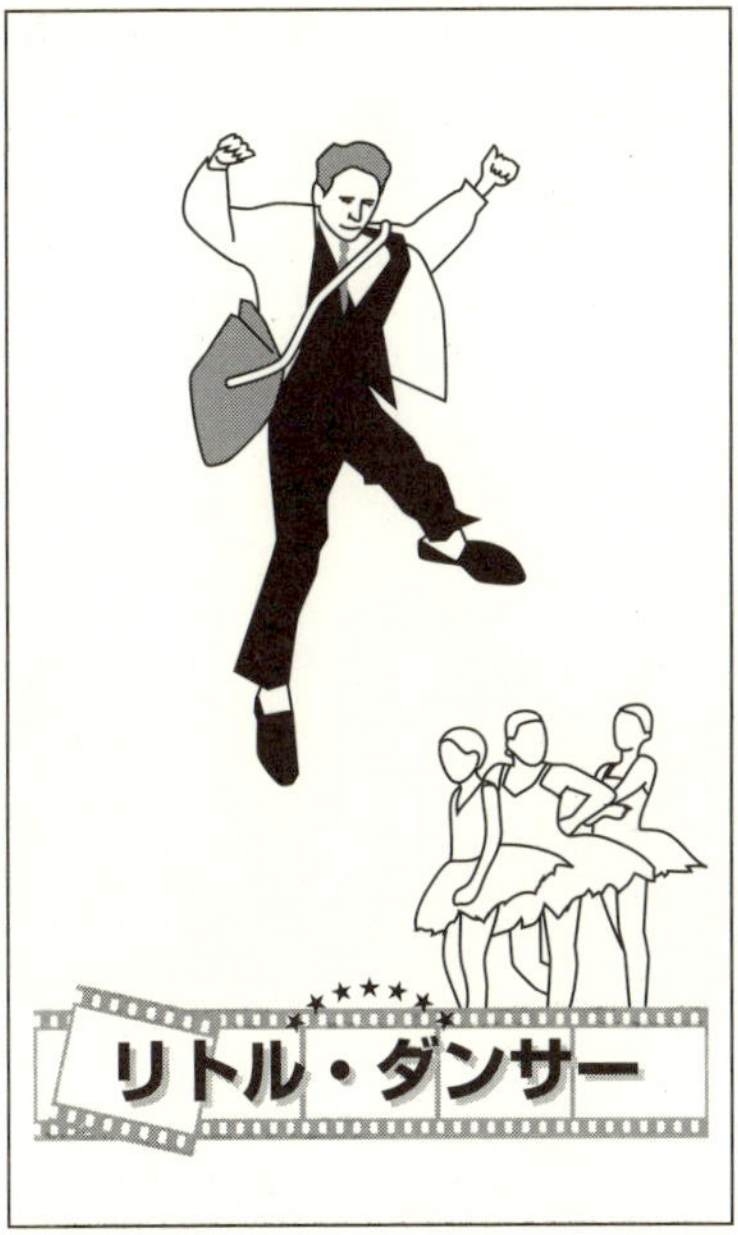

さて、ダンサーにとって最も大敵は、膝、足腰の故障です。華麗な宝塚歌劇や劇団四季の舞台ですが、多くのスターたちの膝、腰は満身創痍状態。それを乗り越えるだけの体の丈夫さが、スターになる条件です。

膝の痛みの原因で最も多いのは、「変形性膝関節症」です。これは、大腿骨と脛骨（すねの骨）の間でクッションの役目をする軟骨が磨り減ってしまうことによって起こります。

日本人に多いO脚は、膝が外側に曲がっているために体重の負荷が膝の内側に片寄ってかかります。すると膝の内側の軟骨が特に磨り減りやすくなります。肥満や筋力が弱いと、強い膝の痛みを感じます。

変形性膝関節症の運動療法は、「大腿四頭筋」と呼ばれる太ももの筋肉を鍛えるのが基本ですが、ダンスは足の筋肉を鍛え肥満を解消します。変形症の予防に有効でしょう。

映画はビリーが栄光の大舞台で踊るシーンで終りますが、成長したビリーの役で踊るのがアダム・クーパーです。彼は、半裸の美男が白鳥を演じるという衝撃的な大ヒットバレエ劇『スワンレイク』で主役を務めたダンサー。身震いするような美しい跳躍に見惚れてウットリしてしまいます。

興奮の余韻のなかで、あなたも感動のあまりに、きっと踊り出したくなるでしょう。

■変形性膝関節症

激しい運動は
関節の軟膏をすり減らし
膝に水がたまって激痛に

関節軟骨がすり減ると、関節軟骨のかけらが関節を包んでいる関節包を刺激して、関節液が過剰に分泌されます。その結果、「膝に水がたまる」状態になります。

膝にたまった水を注射器で抜くと、腫れがひいて痛みが軽くなります。

よく「水を抜くとクセになる」と言われますが、クセになるのではなくて、一時的にはれや痛みが取れるだけで、炎症自体を治療しているわけではないので、また水がたまってくるのです。

水を抜くと同時に、関節液の成分であるヒアルロン酸ナトリウムや、消炎作用のあるステロイドを関節内に注入する方法もあります。

55 半月板損傷には『マトリックス』

キアヌ・リーブスがコンピューター支配から人類を救う
半月板に激痛が走る超強烈な戦闘シーン

観客の映画観を変えたとも言われる『マトリックス』(九九年・米)。『マトリックス』三部作として、二作目の『リローデット』も大反響。三作目でこの映画の謎の完結が待っています。

とにかく一作目は衝撃的でした。アカデミー編集賞、音響賞、音響効果賞、視覚効果賞に輝いたアニメ世代の若手、アンディ&ラリー・ウォシャウスキー兄弟監督の大ヒットSFアクションです。舞台はニューヨーク。凄腕のコンピューター・プログラマーでハッカーでもある青年ネオ(キアヌ・リーブス)は、パソコンのモニター画面に現れた不思議な文字配列に導かれて、驚愕の事実を知ることになります。人間は全てコンピューターに支配されており、現実と思われている世界は実は、コンピューターによって作られた仮想現実「マトリックス」であると言うのです。

『マトリックス』
半月板損傷

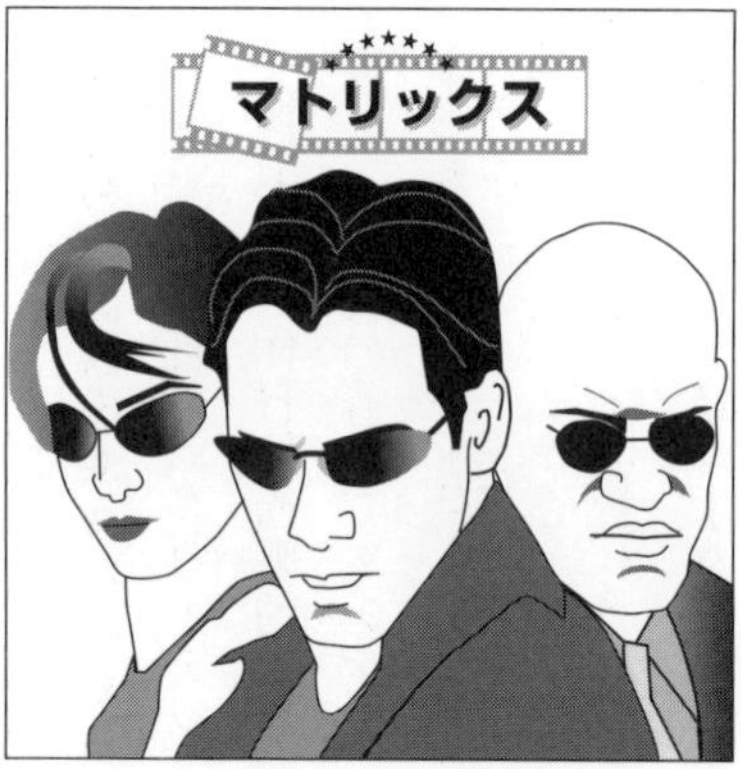

そして、ネオこそが人類をコンピューター支配から救うことができる「人類の救世主」だと言うのです。半信半疑のネオの前に、次々と不思議な出来事が起こり、かくしてコンピューター（人工知能）とネオとの壮絶な戦いが……。

重力に逆らい、超音速で壁を走り、飛んでくる弾丸を素手で受け止める。頭にプラグを差し込んでバーチャル世界に突入するなど、奇想天外なアクションをスタイリッシュに表現した映像テクニックは〝マトリックス前、マトリックス後〟と言われる程、他の映画に絶大な影響を与えました。特に、ブリッジ状態で弾丸をよけるシーンはカンフー・ワイアー・アクションの究極と言われ、一世を風靡しました。

映画を見ていて、ほんとにささいなことですが、医者の私が気になったのは「主人公ネオの半月板は大丈夫だろうか？」ということでした。

半月板は三日月形をした二枚の軟骨で、あわびのような弾力性があり、膝関節のクッションの役目をしているものです。あれだけ過激に、時空の壁もコンクリートの壁も走るキアヌの膝への負担。きっと半月板はボロボロじゃないか、そんな膝で敵と戦えるのか……と。

膝関節に急激なひねりや圧迫が加わると、部分的に裂けることがあります。ところが、断裂した時点では、強烈な痛みがないのでほとんどの人が気づかず、階段の上り下りや長時間歩行の後などに、膝が痛んで曲げにくくなる症状が出て、膝の異常に気がつきます。

半月板を損傷していると、膝をねじったり、屈伸すると「コツン!」と小さな音がします。

ネオをまねて、反り返って弾丸をよけるポーズをしてみれば「半月板損傷」の診断ができるかも。

『マトリックス』

半月板損傷

■半月板損傷

ひねりスポーツは損傷しやすい

若者では、サッカーやバスケットボールなど膝に急激なひねりがかかるようなスポーツ中に起こることが多いですが、中年以降は普段の生活でも半月板損傷が起こります。

これは動脈硬化のために血の流れが悪くなり、半月板に充分の栄養が供給されなくなって、弾力性がなくなることが原因です。

痛みがなくても、膝の曲げ伸ばしで「コキ、コキ」と音がしたり、和式トイレにしゃがむ格好で歩いてみると、両膝の脇に痛みが生じれば半月板損傷の疑いがあります。

(予防法)

①ふだんから膝関節を支える周辺の筋肉を鍛える運動をする。②動脈硬化症に注意する。

③膝にかかる負荷を大きくしないように、肥満に注意する。

56 外反母趾には『運命の女』

妖しく美しいダイアン・レインの不倫
ハイヒールはセクシー女の武器だけれど、外反母趾になる危険

外反母趾とは、足の親指が外側（小指側）に「く」の字に曲がる病気で、とても痛く、我慢して不自然な歩き方をしていると、膝や腰、股関節など全身に影響が出て、手術が必要になることもあります。圧倒的に女性に多い理由は、女性がハイヒールを履くことにあります。

ハイヒールはかかとが高く、たいていはつま先が細いデザインになっています。かかとが高いと足が前にすべり、普通は三割しかかからない体重が八割も集中してつま先にかかります。すると、足先が狭い靴の先端に押し込まれて親指が曲がったままになり、外反母趾になるのです。

ハイヒールの似合う女性になることは、大人の女になった証と言えますが、その一方で、外反母趾の危険性と隣り合わせているのです。それを認識した上で、エイドリアン・ライン監督の『運

命の女』（〇三年・米）を見てみましょう。

　ライン監督は一九八七年、全米ナンバーワンヒットのセクシーサスペンス『危険な情事』で脚光を浴びました。女性の気持ちを、スリリングに描き出すことで定評があります。

　コニー（ダイアン・レイン）はニューヨーク郊外で、会社経営の優しい夫エドワード（リチャード・ギア）とかわいい息子に囲まれて、平和で幸せな生活を送っていました。ところが風の強い日に、偶然に出会ったフランス人青年のポール（オリヴィエ・マルティネス）と恋に落ちてしまいます。

　ポールはコニーの正気を狂わすほど魅力的で、二人は夫エドワードの目を盗んで情事を重ねていきます。やがて、妻の裏切りは夫の知るところとなり、三人の運命は思いがけない方向へ転がり出します。

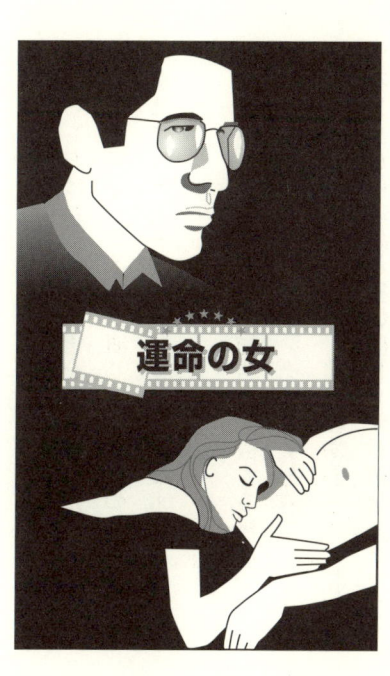

『運命の女』
外反母趾

情事という危険で甘美な誘惑に、罪悪感を覚えながらもおぼれていく人妻を、成熟した美とエロスでダイアン・レインが演じます。このエロスで、彼女はアカデミー賞主演女優賞にノミネートされました。

二人の出会いは、この物語を象徴する場面でした。風の中、彼女はトレンチコートを着てハイヒールで歩いています。が、強風にあおられ、転倒することから運命が狂い出します。華奢なピンヒールをはいた彼女の足を、若い愛人が情熱的に愛撫するシーンはドキドキするほどエロチックです。

いい女にはハイヒールが似合いますが、ハイヒールは女には「外反母趾」のリスクを、男には「道を踏み外させる」危険性を伴っているのです。

■外反母趾
ストラップ付きのハイヒールがおすすめ
タオル寄せ運動、輪ゴム体操で予防

外反母趾になりにくいハイヒールは、ヒール部分が太く、ストラップが付いているものです。

ストラップが付いていると足先が前にすべりにくくなるからです。

◎簡単に出来る「外反母趾」予防運動

（タオル寄せ運動）

①椅子に座って、タオルを床に敷き、両足の指を使ってたぐり寄せる。

（輪ゴム体操）

①椅子に座って、両足のかかとを合わせ、輪ゴムを五本、両方の親指にかける。

②足先を開いたり、閉じたりを三〇回繰り返す。

57 緑内障には『チャーリーズ・エンジェル』

緑内障は早期発見がカギ
チャーリー三美女のセクシーアクションについていけなかったら検診を

目が見えにくくなった時、単に疲れているんだからと自分を慰めがちですが、現実は甘くはありません。確実に進行して行きます。特に中年以降に気をつけるべき目の病気には、「白内障」と「緑内障」があります。

「白内障」は白髪のようなもので、年をとればだれでもかかるものです。手術すれば、簡単に見えるようになります。うそのようによく見えるようになった、という話をよく聞きます。

が、一方「緑内障」は、眼球内部の圧力、つまり眼圧によって視神経が圧迫され、血液循環が悪くなって、徐々に視野が狭くなる病気です。治療しなければ失明に至る恐ろしい病気です。進行を止めるには、早期発見、早期治療が最も重要なポイントです。

『チャーリーズ・エンジェル』
緑内障

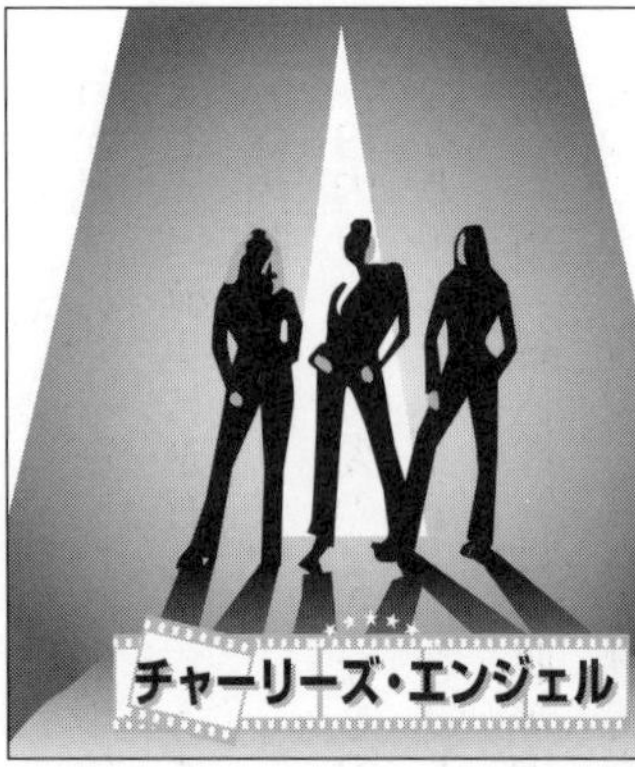

目が気になる方は、『チャーリーズ・エンジェル』（〇〇年・米）を見て、自分の目がきちんと三人の美女たちのセクシーアクションについていっているかを確かめましょう。

一九七〇年代に一世を風靡《ふうび》したTVドラマ「地上最強の美女達」のリメイク。シリーズ作が進むほどに、女性たちの力がますます強くなっていくのも、時代の証明でしょう。

チャーリー探偵事務所で働く三人組の女探偵、ナタリー（キャメロン・ディアス）、ディラン（ドリュー・バリモア）、アレックス（ルーシー・リュー）は、いずれもとびきりの美貌、最高の知力、抜群の運動神経でどんな難題も解決していきます。

指令は、完成間近の「音声追跡ソフト」ごと誘拐されたハイテク企業の若き創設者ノックスを救い出すこと。数々の策略をめぐらし、なんとか彼の救出に成功したエンジェルたちの行方には、しかし、意外な陰謀がしかけられていました……。

ナタリーの長い足が飛び、ディランが蹴り、アレックスの香港的アクションがバッチリ決まる痛快さ。

パンティー一枚のお尻ダンスや、黒革のぴっちりスーツ、胸チラ、裸、拘束、女王様ルック、コスプレ、カンフー、刺青と、「男の夢」がぎっしりつまったセクシーアクションコメディーです。

瞬きもせずに、彼女たちの体の隅々を食いいるように見つめている時に、「なんだかはっきり見えないゾ！」と、何度も目をこすったあなたには、緑内障検診のために眼科の受診をおすすめいたします。

繰り返しますが、全ては早期発見から、です。


『チャーリーズ・エンジェル』

緑内障

■緑内障
失われた視野は戻せない

緑内障で失われた視野は元に戻すことは出来ません。ところが、視野が欠けてきたことになかなか気がつかずに、受診したときは、かなり進行していることがよくあるのです。

と言うのも、人は無意識のうちに良い方の目でカバーしたり、顔や目線を動かして欠けた視野を補っているためです。専門医を受診して早期発見、早期治療につなげましょう。

（テレビを使った視野欠損の自己チェック法）
①テレビを受信できないチャンネルに合わせて（いわゆる砂嵐の状態）、中央に小さな印をつける。②画面が視野いっぱいに見えるところまで近づき、片目ずつ印を数秒見る。③砂嵐のちらつきに見えない部分があれば異常です。

58 ドライアイには『オータム・イン・ニューヨーク』

涙を流せばドライ・アイもなおる
リチャード・ギアとウィノナ・ライダーのNY純愛

パソコンの普及で、目の疲労を訴える患者さんの多くが「ドライアイ」にかかっています。原因は涙の分泌量の減少。人間は通常一分間に約二〇回ほどまばたきをします。別に悲しくはありませんが、そのたびにほんのわずか涙が流れます。その涙が目の表面の粘膜を保護するのです。ところが、パソコンの画面に向かって長時間仕事をしたり、異常なストレスがかかったりすると、まばたきが一分間に五～六回に減少。それに伴って涙の分泌も減って、目の表面が乾燥し、そこにある細胞が障害を起こすのです。

目が赤くなったり、ゴロゴロ、しょぼしょぼしたりするのは、すべて涙の減少によるドライアイが原因です。

その治療としては、まず人工涙液（目薬）をこまめに点眼することがあげられますが、『オータム・イン・ニューヨーク』（〇〇年・米）を見るのもおすすめです。

ニューヨークで高級レストランを経営する四十八歳のウィル（リチャード・ギア）。自他ともに認めるプレイボーイです。

ある日、彼はレストランで、かつてのガールフレンドの娘・シャーロット（ウィノナ・ライダー）に出会います。母親の面影を残す彼女にひかれ、デートを重ねる二人は次第に愛し合うようになるのです。しかし、彼女は不治の病に冒されていました。

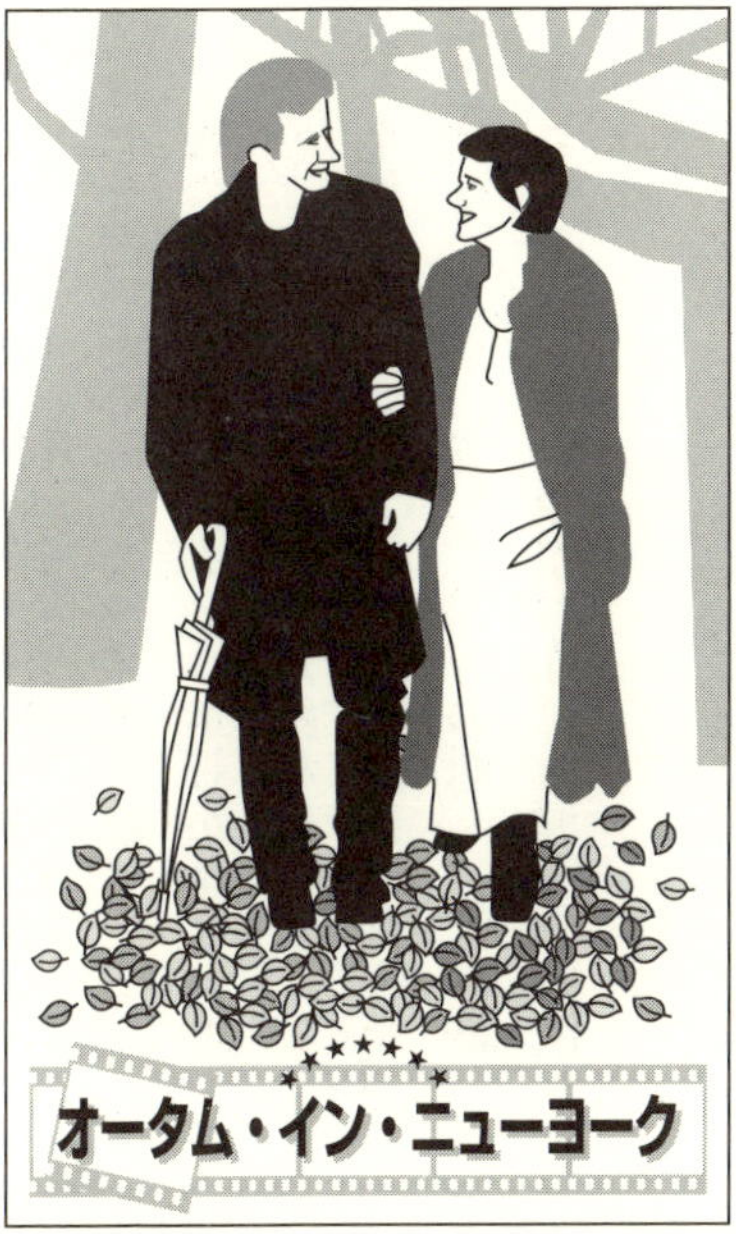

ＮＹの秋を舞台に、二大スターによるシンプルかつゴージャスなハリウッド恋愛劇……。

中年になってますますいい男に磨きをかけるギアが言います。「ボクは、一人の女性と一年以上付き合ったことがないんだ」と。

それを聞いた可れんなライダーが答えます。

「偶然ね。私の命はあと一年しかないのよ」

この二人の会話にもう胸が締め付けられます。落ち葉舞い散るニューヨークの風景は全編を通じて絵葉書のように美しく、もの悲しく流れるバックミュージックはいやがおうにも涙腺を刺激します。

ここは素直に涙を流すしかありません。あふれる涙。ドライアイを根本的に治療できるというわけです。

■ドライアイ
涙は単なる水ではない
三層から成る涙の層にはそれぞれ役割が

普段何気なく流している涙ですが、涙は単なる水ではなくて、「水層」「ムチン層」「油層」の三層に分かれています。

涙の大半を占める「水層」は目に栄養を補給する働き、「ムチン層」は「水層」を目の表面に粘着させる働き、そして「油層」は「水層」の蒸発を防いでいるのです。

年をとると涙もろくなると言いますが、これはお年寄りが特に感動しやすくなるというのではありません。

老化とともに涙を鼻の方に流す鼻涙管が詰まって、涙の排泄が悪くなり、あふれやすくなっているのです。

59 インポテンツには『氷の微笑』

身も凍る激しいシャロン・ストーンのセックスシーンを見たら あなたのEDも治る？ それとも萎える？

インポテンツは直訳すると性的不能――。ただ、この言葉は男性のみなさんにはショックでしょうね。男として本来備わっているべき能力が失われていることを意味し、人格そのものを否定するような響きさえあります。そこで、最近では男性の機能低下を、英語の「Erectile Dysfunction（勃起障害）」の頭文字をとって「ED（イーディー）」と表現することになりました。インポと言われるより、ちょっとましかな。

そのEDに悩む男性諸氏におすすめなのが、『氷の微笑』（九二年・米）です。オープニングから強烈なセックスシーンで度肝を抜かれます。ところが、その真っ最中に全裸でベッドに縛り付けられた男が、女の振り下ろしたアイスピックで刺し殺されます。これも強烈です。

『氷の微笑』
インポテンツ

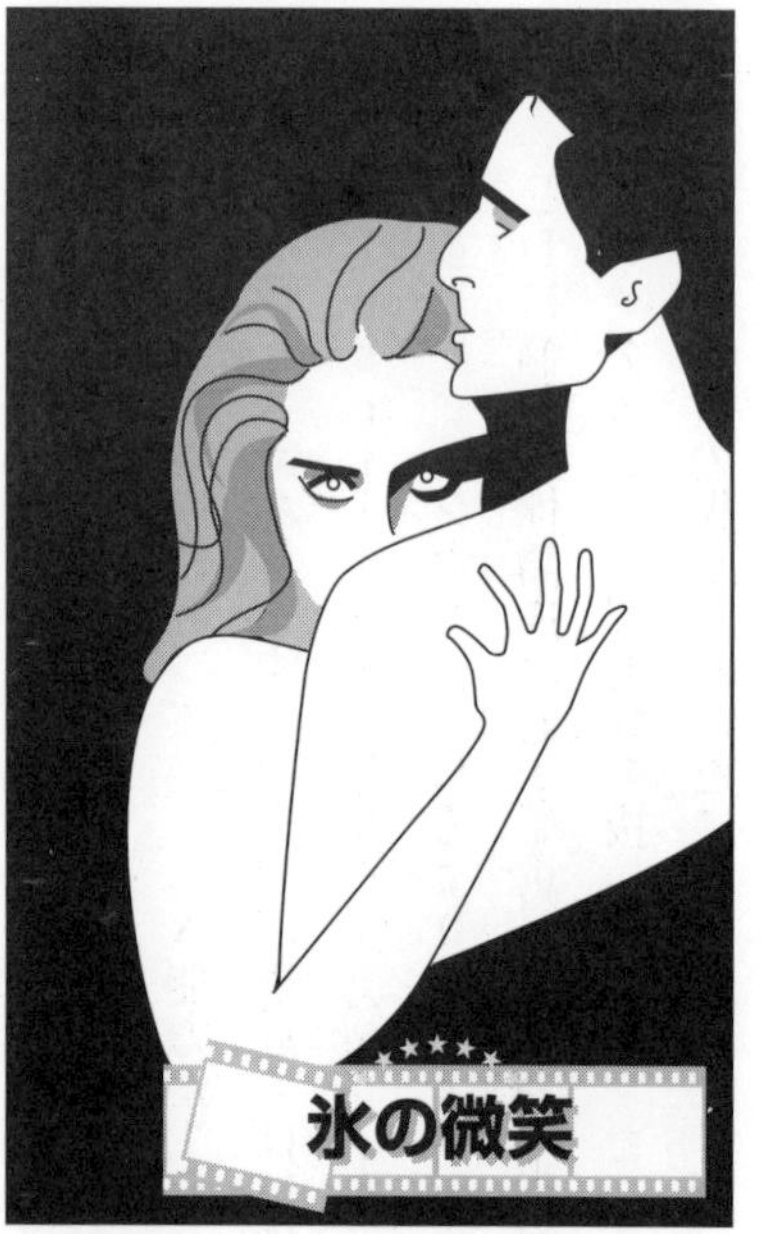

さて、有力容疑者として真っ先に浮かぶのがシャロン・ストーン演じる女性小説家。被害者のセックスフレンドで、数カ月前に発表になった作品とそっくりな事件だったからです。そして彼女を追い詰めていく刑事がマイケル・ダグラス。捜査が進むにつれて、今度はダグラスの方がストーンの罠と魅力におぼれていき、結末は？？？

『氷の微笑』というネーミングも、性的にゾッとする響きがあります。この映画の脚本料は当時の映画史上最高の三〇〇万ドルと言われ、ニュースになりました。確かに面白い筋書きです。でも、見終わっても犯人が分かりませんでした。しっかり脚本家のワナにはまったようです。

濃厚シーンの連続ですが、特にノーパンティーのシャロン・ストーンが取調室で足を組み替え、尋問する検事補さんを挑発する場面は話題になりました。取り調べる方が性の拷問を受けているようなもの。もちろんオールヌードで惜しげなく披露、この一作で彼女は、セクシー女優の地位を確立したと言っていいでしょう。

対するダグラスも、めちゃめちゃ頑張ります。彼のギャラは一八〇〇万ドルだったらしいですが、当時のレートだと二二億円！　これだけの激しいセックスシーンを見せられると、妙に納得してしまいます。

日本では、現在四十～七十歳の男性の半数以上が何らかの原因でEDになっていると言われます。かの〝救世主〟バイアグラとともに、ダグラスから刺激を受けることも有効な「治療手段」だと愚考致します。

『氷の微笑』
インポテンツ

■インポテンツ（ED）
偶然広まったバイアグラ
はたしてEDの救世主になれるのか？

インポテンツの救世主と言われるED治療薬「バイアグラ」は、もともとは高血圧症の薬として開発されたそうです。

臨床的に効果を確かめる「治験」が終了し、降圧剤としてはもうひとつ満足のいく結果が出なかったので、製薬会社は回収することにしました。

ところが、残った薬を返すのをしぶる治験者が続出したそうです。理由を問いただすと、「インポテンツに効果があるから…」という報告を得たので、製薬会社はED治療薬として開発し直すことにしたという裏話があります。

60
前立腺肥大には『ふたりの男とひとりの女』

善人と悪人。二重人格になったジム・キャリーは
前立腺肥大にもめげずレニーを守る

天皇陛下の手術で、注目を集めた前立腺ガン。「前立腺」は男性特有の器官で、膀胱《ぼうこう》の出口に尿道を取り囲むように存在します。正常な大きさはクルミ大ですが、ミカンのように肥大することもあります。

『ふたりの男とひとりの女』（〇〇年・米）は、前立腺肥大の場面が出てきます。『メリーに首ったけ』でブレークした監督・ファレリー兄弟が、『マスク』で人気スターの仲間入りを果たしたジム・キャリーと組んだ爆笑コメディーです。

ジム・キャリーの役は、二重人格の警察官チャーリー。美人の新妻が黒人運転手と浮気をして、三つ子を出産しても、妻を責めることができない超弱気なお人好し人間。その妻が三つ子を残し

て浮気相手と駆け落ちをしても見過ごし、血のつながらない三人の息子を育て上げています。しかし一八年後、町中の人たちから舐められっぱなしの彼の頭の中でなにかが弾けました。チャーリーと正反対の、すぐに切れるハンクという別の人格が生まれたのです。ひとりの男のなかで、いつもふたりが反目し合いドタバタを繰り返します。

そして、殺人犯を護送することになったチャーリー。犯人のアイリーン（レニー・ゼルヴィガー）は無実を主張し、逃亡を図り、チャーリーも一緒に逃げて、真犯人を追うという展開。それがドタバタで繰り返され、下ネタやお下劣ギャグも満載です。でもこの映画は、これまでフタをしてきた「くさいもの」全てを「笑い」にしてしまうのです。

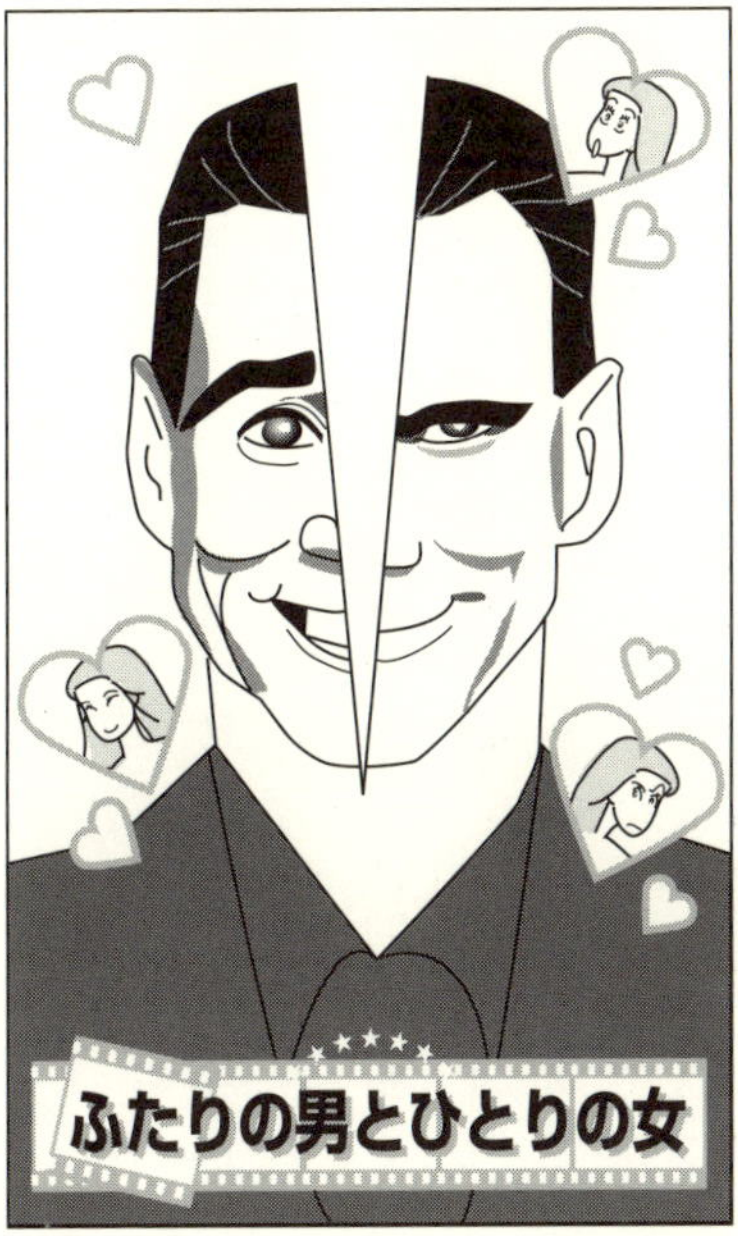

『ふたりの男とひとりの女』
前立腺肥大

　男性にとって深刻な前立腺肥大もここまで下品に描かれると、深刻さが緩和され、受け入れてしまいそうです。

前立腺が肥大すると、尿を出そうと思ってから実際に排尿するまでに時間がかかります。尿が出ていく勢いが弱く、出終わるまでの時間も長くなります。原因は老化。統計的には〝性的に活発な活動をした男性〟に肥大傾向が強いと言われますが、これは男性ホルモンが関係しているからでしょう。

映画では、マドンナ役のレニー・ゼルヴィガーのかわいらしさも中和剤として機能し、下品さを和らげています。それは映画の根底に人間賛歌が流れているからかもしれません。特にチャーリーと三人の息子たちとの家族愛がさわやか。エンドロールは最高です。

■前立腺肥大
初期なら薬での治療が可能

前立腺は五十歳ごろから誰でも大きくなっていきます。膀胱の下にあり、その中心を尿道が通っていますので、前立腺が大きくなると（肥大すると）尿道を圧迫して排尿障害が起こるのです。

症状によって三期に分けられますが、一期と二期の初めには、薬物治療の効果が期待できます。

一期…排尿に時間がかかり、頻回に排尿したくなる。特に、夜間にトイレに行く回数が増える。

二期…尿の勢いが弱り、お腹に力を入れないと尿が出なくなる。常に残尿感がある。

三期…尿道が圧迫されて排尿が出来ない。膀胱に尿がどんどん溜まっていくので、腎臓に負担がかかり、尿毒症を起こす危険がある。

おわりに

映画を見たら人は元気になる。きっと映画には病気をどこかに追いやってしまう何かがあるはずだ……と映画好きの医者が、軽い気持ちで始めた「シネマクリニック」。

『日刊ゲンダイ大阪』に、この連載が一年半以上続いています。思わぬ反響をいただいていますが、日ごろ仕事ひとすじで自分の体も省みず、働き続けている日本のお父さんたちへの応援歌のつもりで書いています。

がんばるあなたはエライけれど、後ろには可愛い妻も子も控えている。たまには映画を見て、厳しい日常から離れなさい。映画の世界が、あなたの体への不安を、より良い形で解消したり、予防したりしてくれますよ……というメッセージ。でも、これらを再構築して本にする時は、夫を支える妻の立場や、パソコンの普及で思わぬ疲労に見舞われている女性や子どもたちへの声援も加えました。

社会がかつてないほどのスピードで動いています。同じ速度で走らなければならない疲労や、取り残されたり、脱落したり……、明日はわが身かもしれない「今そこにある危機」を、それぞれに抱えています。

どうしたら、人は、働く喜び、休む喜び、眠る喜びを会得できるのでしょう?

私は、それらのヒントを映画に見い出しました。映画と健康がクロスしています。本を読んだ人が、映画を楽しんで一度良かったと思い、そして体のことを考えてもう一度良かったと思う。一粒で二度おいしく活用してもらえたらうれしいです。本を読んでいただくみなさんが、大事な自分自身と家族、友人、知人、多くの大事な人の健康を考えるきっかけにしてくだされば、と願っています。

二〇〇三年一〇月

里見英子（さとみ　えいこ）

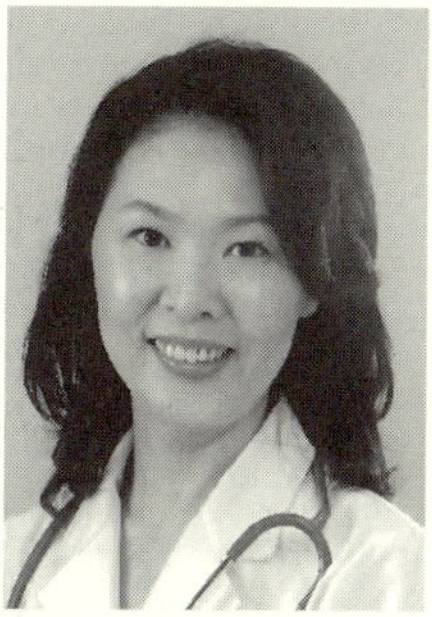

石川県金沢市生まれ。1980年兵庫医科大学卒業。医療法人泰仁会白山病院副院長。専門は内科。
同院の介護保険適用療養型病床群の主治医、ケアマネジャーとして医療活動のかたわら、ダイエットや美容部門が得意で、もとタレントの経歴を生かし、テレビ・ラジオでの活動も多い。生活習慣病や自律神経失調症など、生活態度やストレスが関与する現代病予防医学に関心が高く、講演活動や新聞、雑誌の執筆活動も盛ん。シネマコミュニケーターでもある。
日本内科学会認定内科医。日本医師会認定産業医。日本肥満学会会員。日本アロマテラピー学会会員。日本舞踊は藤間流名取。
趣味は株式投資、短歌。

☆医療法人泰仁会　白山病院
　大阪市東淀川区豊新5－15－25
　TEL 06－6327－0871（代）
　http://shirayama-hp.or.jp

女医さんのシネマクリニック60話

2003年11月19日　初版第1刷発行

著　者——里見英子
編　集——みのりネットワーク
発行者——今東成人
発行所——東方出版㈱
〒543-0052　大阪市天王寺区大道1-8-15
Tel.06-6779-9571　Fax.06-6779-9573

印刷所——亜細亜印刷㈱
イラスト——長井多美栄
装　丁——寺村隆史

ISBN4-88591-866-9